运动改善
脑健康

主 编：孙景权

参编：上官若男　刘欣怡　周向宜　李针冬　侯媛媛　何盼盼

四川大学出版社
SICHUAN UNIVERSITY PRESS

图书在版编目（CIP）数据

运动改善脑健康 / 孙景权主编 . -- 成都 : 四川大学出版社，2024. 4. --（老年健康系列丛书）.
ISBN 978-7-5690-6997-6

Ⅰ．R161.1

中国国家版本馆 CIP 数据核字第 2024GT8210 号

书　　名：运动改善脑健康
　　　　　Yundong Gaishan Naojiankang
主　　编：孙景权
丛 书 名：老年健康系列丛书

选题策划：许　奕
责任编辑：倪德君
责任校对：张　澄
装帧设计：胜翔设计
责任印制：王　炜

出版发行：四川大学出版社有限责任公司
　　　　　地址：成都市一环路南一段 24 号（610065）
　　　　　电话：（028）85408311（发行部）、85400276（总编室）
　　　　　电子邮箱：scupress@vip.163.com
　　　　　网址：https://press.scu.edu.cn
印前制作：四川胜翔数码印务设计有限公司
印刷装订：成都金龙印务有限责任公司

成品尺寸：170mm×240mm
印　　张：10
字　　数：210 千字

版　　次：2024 年 7 月 第 1 版
印　　次：2024 年 7 月 第 1 次印刷
定　　价：50.00 元

本社图书如有印装质量问题，请联系发行部调换

扫码获取数字资源

四川大学出版社
微信公众号

前言

　　欢迎阅读《运动改善脑健康》一书。本书旨在深入探讨科学运动对提升大脑健康的积极作用，尤其关注老年人群中认知衰退的挑战。不论是学术界的研究者、医疗健康领域的专业人士，还是希望借助运动增进自身或亲友健康的普通读者，都能在本书中获得宝贵的知识和实用的指导。

　　本书共分为五章，每章内容翔实，系统而全面地为您描绘了一幅运动改善脑健康的蓝图。

　　第一章：运动良方来了。在这一章中，我们将介绍运动处方的历史及其对大脑健康的影响。通过阅读本章，您将了解到运动处方的形成背景及其独特优势，认识到运动不仅是身体健康的良方，更是大脑健康的重要促进因素。

　　第二章：老年人认知衰退的类型及干预方法。这一章将全面介绍认知衰退的概念与分类，包括主观认知下降（SCD）、轻度认知障碍（MCI）和痴呆。通过阅读这一章，您将学到这些疾病的诊断方法、流行病学特征及干预的迫切性。通过分析认知衰退的危险因素和干预手段，认识到运动作为认知衰退"处方药"的科学依据和实践方法。

　　第三章：运动促进大脑健康的机制。在这一章中，我们将深入探讨运动如何通过改善神经元连接、平衡神经化学物质和生长因子来提升大脑健康。通过阅读这一章，您将了解运动对大脑结构和功能的具体影响，理解为什么运动能有效缓解焦虑、抑郁等心理问题，并发现将运动融入日常生活的巨大益处。

第四章：运动改善认知功能的研究进展。这一章将总结运动对大脑健康的最新研究进展，展示运动如何提升认知功能、学习能力和记忆力，调节情绪，保护大脑免受神经退行性疾病的侵害。通过阅读这一章，您将了解到科学研究如何验证运动对大脑健康的积极影响，并获得将这些研究成果应用于自身生活的具体建议。

第五章：大脑运动计划。这是本书的核心章节。我们将详细介绍适合老年人且可能改善认知的具体运动项目。这一章分为三部分：第一部分强调运动对改善认知功能的重要性；第二部分涉及运动强度测量的相关知识；第三部分总结了近年来国内外流行的适合老年人的运动项目。通过阅读这一章，您将获得具体的、可操作的运动计划，并了解如何根据"FIIT"原则制定个性化的运动方案。

重要提示：

·在阅读第五章第三部分之前，请先阅读前两部分内容。

·本书提供的运动项目和训练内容仅供参考，请在医生和专业人士的指导下制定运动计划。

·本书的运动剂量推荐是基于国内外学者的研究数据，仅供参考。

·本书中推荐的部分运动项目，如空手道、足球等，为改良版，特别适合老年人群体。

通过阅读本书，您将了解：

·运动处方的历史和对脑健康的作用。

·认知衰退的分类、诊断方法及其危险因素。

·运动如何改善脑健康。

·最新研究如何证实运动对大脑的积极影响。

·具体的、可操作的运动计划及其应用方法。

我们期望本书能为您提供深刻的见解和实用的建议，帮助您通过科学运动提升大脑健康，进而提高生活质量。

祝阅读愉快！

编 者

2024 年 7 月

目录

第一章 运动良方来了

第一节 运动处方的起源

运动处方的概念虽然是由西方医学正式提出，但其实我国古代就将传统运动疗法作为治疗疾病的手段。运动处方在中西方是如何从萌芽状态逐渐发展起来的呢？让我们追溯运动处方的历史，深入了解一下。

一、运动处方在西方的起源

（一）西方最早的运动疗法

西方的运动疗法源于古希腊，古希腊医师希波克拉底（Hippocrates）所著的《健身术》被认为是西方运动疗法的萌芽。该书中论述了运动的注意事项。公元 2 世纪后，古罗马医师塞利乌斯·奥雷利安努斯（Caelius Aurelianus）率先提出对瘫痪患者使用滑轮悬挂肢体，采取步行及在温泉中运动等方法进行治疗，还提出了创伤后早期进行运动的理念。1569 年，意大利医学家美尔库里亚斯（Mercurialis）提出"运动的目的是保持健康，要经常进行运动"等观点。1780 年，法国著名医生蒂索（Tissot）敦促骨科医师采用运动疗法促进患者伤后关节肌肉的功能恢复。19 世纪，瑞典的佩尔·亨里克·林（Pehr Henrick Ling）使运动处方系统化。1854 年，瑞典的威廉姆（William）建议心脏病患者进行有控制的体操与步行练习，以促进心脏功能的恢复。

（二）从运动疗法到运动处方

卡波维奇（Karapovitch）提出，运动处方是由医师、康复治疗师、社会体育指导员或体育工作者按照应用对象的年龄、性别、健康状况、身体锻炼经历以及心肺功能或运动器官的技能水平等，用处方的形式，给应用对象制订的系统化、个体化的健身指导方案。但也有学者认为以应用对象所期待获得的体力为目标，并按照应用对象所拥有的体力现状来制订运动的质和量才是运动处方。随着康复医学的发展，运动处方开始受到重视。1969 年，世界卫生组织（World Health Organization，WHO）使用"运动处方"这一术语，并在国际上得到了认可。

二、运动处方在我国的起源

（一）我国古籍里的运动处方

世界上最早的运动处方可追溯到我国战国时期的作品《行气玉佩铭》，其指出了"运动则生，不运动则死"的道理。《吕氏春秋》和《黄帝内经》中则提到了注意运动的适度性问题。

（二）我国运动处方的形成

除了精辟的运动养生理论，我国还创造了各种各样的运动形式，如五禽戏、武术、太极拳、八段锦等。春秋战国时期广为流传的导引术在某种意义上就是一种运动处方。在各类古籍中都可以看到古人用各种形式的运动来治疗疾病。古人非常重视养生，他们擅于运用各种方法锻炼身体，这些方法都可以看作我国古代的运动处方。

第二节　西方古代医疗中的运动医师

在西方古代医疗中，古希腊时期的希波克拉底和古罗马时期的克劳迪亚斯·盖伦（Claudius Galenus）意识到了运动对身体健康的重要性，并在治疗患者的过程中应用了运动的治疗方法。

一、西方医学之父——希波克拉底

希波克拉底一生都致力于了解机体的运行机制、器官的内部联系理论、疾病诊断和预后，以及通过饮食、睡眠和运动来预防疾病等。他所创的独特的"运动养生方法"中不仅论述了各类不同人群的养生手段，还将长跑和摔跤这类剧烈运动纳入了养生活动的范畴。这与我们传统意义的养生有很大的差异。希波克拉底认为，单靠饮食无法养生，必须配合适当的运动才能起到增强体质、增进健康的作用。

他将运动分为自然的运动和人为进行的运动两类。不同形式的运动会对人体各器官系统的功能产生不同的影响。例如，希波克拉底将散步分为清晨散步、饭后散步及运动后散步3类，因其时机不同而产生的功效不同。清晨散步可通过呼吸、皮肤排出脑内多余的水分，使头脑清醒，视听觉变得敏锐。饭后散步可以防止食物在肠道内堆积导致的肠胃肥大、便秘及发胖。运动后散步可以消除运动过程中代谢产生的有害物质，保持身体健康。此外，希波克拉底认为，运动前进行低强度的准备活动及运动结束后进行缓和的整理活动十分重要。如果直接进行大强度的运动，心血管系统和肌肉无法立即适应机体状态的改变，不仅无法取得良好的保健效果，还可能造成一定的伤害。同样，运动结束后身体仍处于较热的状态，此时突然停止活动，体温迅速降低，十分损害身体健康。

希波克拉底的饮食运动调和理论中，有许多方法、流程与现代运动处方十分相似。例如，建立运动处方前要先对患者的实际身体情况进行观察和诊断，然后设计合适的运动项目，对患者的饮食也要做出相应指导。而现代运动处方在制订前，也要使用各种科学仪器对应用对象进行全身检查，再根据应用对象的具体情况制订运动方案，同时还要参考心率、脉搏、血压等科学指标来监控运动状态。

二、西方最早的物理治疗师——盖伦

盖伦通过动物解剖实验在解剖学、生理学、病理学等方面有许多新发现，并把在动物实验中获得的知识应用到人体中，在描述性生物学方面做出了重要贡献，他对人体许多解剖结构的系统描述及结合解剖构造对血液运动的系统论述，在生物学史上产生了很大的影响。

三、"生命在于运动"——亚里士多德

亚里士多德（Aristotle）认为运动的作用可以代替药物，但药物不能代替运动。其著作《论身体运动》中提到了跑马拉松的治疗价值。同时，亚里士多德认为，运动可以滋补身体、改善心情，还可以用于治疗抑郁症和其他精神障碍。

四、运动医学之父——赫罗迪科斯

赫罗迪科斯（Herodicus）认为运动可增强肌肉力量，促进精神、体质的恢复和改善，延缓衰老，同时建议通过有规律的运动来维持良好的健康。2007 年，美国运动医学学会对赫罗迪科斯运动和医学相结合的理念进行了回顾总结，并和美国医学会（American Medical Association，AMA）一起将"运动是良医"这一思想作为一种学术理念和健康促进项目正式提出。

五、使用物理疗法的医师——塞利乌斯·奥雷利安努斯

公元 2 世纪后，塞利乌斯·奥雷利安努斯率先提出了对瘫痪患者使用滑轮悬挂肢体、步行及在温泉中运动等治疗方法，还提出创伤后应早期进行运动，以加速创伤的愈合。他倡导综合使用饮食、物理及卫生的方法治疗疾病。

第三节　我国传统运动疗法

在中医理论的基础上，我国形成了以传统体育为运动形式，把养生保健和治疗疾病融合到一起的传统运动疗法，包括八段锦、五禽戏、易筋经、六字诀和太极拳等。传统运动疗法具有"不治已病治未病"的思想，提倡"治未病、调阴阳"。

一、我国传统运动疗法的起源发展

（一）原始社会

原始社会中，"舞"被人们当作锻炼身体和预防疾病的手段。《吕氏春秋·古乐》记载，自尧开始人们就通过跳"舞"来使身体气血通畅、筋骨通达。同时古人们还通过创编"舞"来通利关节。人们通过在篝火周围进行"巫舞"这一祭祀活动来与神交流。原始社会的"舞"就是传统运动疗法中健身气功的雏形。

（二）先秦时期

先秦时期就有古代医家认为运动可以让人拥有强健的体魄，并提出医疗体操导引术。《黄帝内经》也有使用导引术治病的记载。"不治已病治未病"等论述蕴含着我国最早的体医结合思想，也是我国古代"运动是良医"思想的雏形。

（三）两汉时期

随着《黄帝内经》思想不断地被人们实践，运动又进一步与医学融合。自庄子创编"二禽戏"后，东汉时期名医华佗又创编了五禽戏，用于消除疾病、通筋利骨。华佗把体育引入医疗，使体育成为祛病强身的重要途径。五禽戏流传至今，深受现代大众的喜爱，并传播到国外，获得国外学者的广泛关注。

（四）明清时期

明代的运动养生思想已逐渐成熟。陈王廷创建的陈氏太极拳是传统运动疗法中十分具有代表性的项目之一。

从巫舞、《黄帝内经》、五禽戏到太极拳，利用传统运动疗法来干预健康，已成为我国现代独特的防病和治病手段。

二、我国传统运动疗法对人体健康的促进作用

（一）传统运动疗法可以预防疾病

随着人们对健康的重视程度不断提升，人们开始更加关注疾病的预防。在实际应用中，传统运动疗法的健身、健心功效和预防疾病的作用不断被证实。传统

运动疗法的重点在于对身体的调理，通过动作与呼吸相配合，从而对机体进行调节。

（1）传统运动疗法对生理功能的影响：有学者运用五禽戏对老年人进行健康干预。经过 6 个月的五禽戏练习，受试者的甘油三酯和低密度脂蛋白胆固醇指标有所下降，舒张压明显降低，说明五禽戏对老年人的血脂水平和心肺功能具有调节作用。

（2）传统运动疗法对身体素质的影响：有学者使用易筋经干预老年女性的平衡能力。结果显示受试者各指标均有提高，说明易筋经可以调节平衡能力，对预防老年人跌倒有重要意义。

（3）传统运动疗法对心理健康的影响：有学者使用六字诀干预老年人心理状况，结果显示受试者心理状况得到改善，说明六字诀能调节老年人的情绪，提升老年人的社会适应能力。

这些研究表明，传统运动疗法在疾病的预防上有良好的效果，在生理功能、身体素质和心理素质等方面均有改善作用。

（二）传统运动疗法可以改善亚健康状态

亚健康在躯体方面表现为疲劳、失眠、肥胖、肌肉或关节疼痛等症状，在心理方面表现为情绪低落、烦躁和抑郁等症状。传统运动疗法对于改善亚健康状态具有重要作用。

（1）传统运动疗法对疲劳的影响：有学者使用八段锦干预亚健康人群，发现受试者的心烦、气短、懒言和肩背酸痛等症状均得到了明显改善。

（2）传统运动疗法对失眠的影响：有学者采用"八段锦＋针刺法"对心脾两虚性失眠患者进行干预，研究得出联合治疗组的疗效优于针刺组和八段锦组，说明联合治疗的效果更佳。

（3）传统运动疗法对抑郁的影响：有学者对八段锦治疗大学生抑郁进行了研究。结果显示经过 10 个月的八段锦练习，受试者的抑郁自评量表中的相关指标有所降低并接近正常水平，说明八段锦对大学生的抑郁状况有良好改善作用。

这些研究表明传统运动疗法对疲劳、失眠、抑郁等亚健康症状有明显的改善作用。传统运动疗法在亚健康状态干预方面起着"治未病"的作用。

三、我国传统运动疗法的主要内容

传统运动疗法属于有氧运动，其强调肢体的活动与意识、呼吸、自我按摩进行密切的结合，以保养身心、防治疾病和改善功能为目的，是一种效果极佳的身心锻炼方法，常见的有八段锦、五禽戏、易筋经、太极拳、六字诀等。

（一）八段锦

八段锦由八节动作组成，每节动作名称中都蕴含了不同的中医原理及健身功效。八段锦具有锻炼平衡能力、防病治病、改善形体等作用，是动静结合、身心互动、健患均益的健身方法。古人把这套动作比喻为"锦"，誉其既似锦之柔和优美，又如丝锦那样连绵不断。站式八段锦口诀如下：双手托天理三焦，左右开弓似射雕；调理脾胃臂单举，五劳七伤往后瞧；摇头摆尾去心火，两手攀足固肾腰；攒拳怒目增气力，背后七颠百病消。

练习八段锦不需要器械，也不受场地的限制，其简单易学，可以调节身体的气血、经络、脏腑，进而起到强身健体的作用。

当前我国已经进入了老龄化社会，老年人的健康问题逐渐受到广泛关注。老年人通常运动能力较差，八段锦作为一种温和的运动，更适合老年人及体弱人群。

八段锦的运动强度低，对心肺功能要求低且动作和缓，老年人在练习过程中可以随时调整练习进程，以防体液大量流失及导致其他基础疾病加重。现代研究表明，八段锦能改善老年人的运动、心血管、呼吸及神经等系统的功能，对许多疾病具有预防和康复作用。

长期练习八段锦具有疏通经络、调理阴阳、保津益气的作用，可调节血脂、血压，增强体质。八段锦不仅符合不同人群的健身要求，同时有着普通有氧运动缺少的脏腑调节功能，是可以广泛开展的全民健身活动。

（二）五禽戏

练习五禽戏可以实现人与自然、人与人、人与自我内心的和谐与统一。一方面，五禽戏是一种动功，能疏通经络、充盈血气，以调和身体的各项功能的适应性，使身体阴阳相调；另一方面，五禽戏也是一种静功，它非常注重心气精神的调适，使人达到无我、专一、平和的状态。五禽戏将传统养生文化与体育、中医理论和仿生学相结合，具有基本的手型与步型，基本手型包括虎爪、鹿角、熊掌、猿钩、鸟翅，基本步型包括弓步、马步、踉步等。

五禽戏中的虎戏有通气养肺的功能；鹿戏具有活动腰胯、增进肾功能的作用；熊戏具有健脾胃、助消化、泻心火的功能；猿戏具有利手足、养肝明目、舒筋的作用；鸟戏具有补益心肺、调畅气血、疏通经络的作用。

五禽戏的动作简单流畅、动静结合、左右对称，对场地、器材要求简单，不受年龄、性别、体质及季节的限制，易于开展。

五禽戏要求练习者在保持正确姿势的前提下，尽量处于相对放松状态，神态安逸自然，动作舒展大方。不但要求动作模仿到位，更要求练习者心神相随，以达到形到意到、内外合一、意气相随的境界，因此可以有效缓解练习者长期的精神紧张及忧虑。

老年人在练习五禽戏时，可以通过模仿五禽的肢体动作和神态韵体，刺激人体脏腑及分布于周身的经络及穴位，以达经络、气血舒畅，阴阳调和之效；通过呼吸与肢体移动的配合，拉伸经筋、柔筋健骨、疏通脏腑，以达延缓衰老之效；通过模仿五禽神态以保持心神宁静、养心调神，达到延年益寿之效。

（三）易筋经

易筋经是一种强身壮力的传统运动疗法，"易"有变易之意，"筋"指筋脉，"经"具有经典、指南之意。易筋经具有"调形、调身、调心"三调合一的价值。调形是通过调节和改善机体内外部的功能来改善人体状况，在内部可以提高各内脏器官的功能，在外部能提高身体素质，增强骨骼肌的工作效率。调身就是运用意念调准易筋经的基本动作，从而逐渐达到练功要求和目的的一种手段。调心就是调节人的心理状态和精神状态，疏导情绪，放松心情，有使人心情愉悦、积极向上的功效。易筋经通过"调形、调身、调心"三调合一的方式来确保身体的健康发展，并发挥它所蕴含的健身和养生价值。

易筋经对老年人的柔韧性、力量、反应能力和平衡能力等都有明显的改善。易筋经中的许多动作都要求充分地屈伸、扭转身体等，通过"伸筋"和"拔骨"，提高肌肉、肌腱、韧带等组织的柔韧性、灵活性，以及骨骼、关节、肌肉等组织的活动功能，达到提高身体各项素质的效果。同时，老年人长期练习易筋经可以增强心功能，促进体内的血液流动，对防治心血管疾病起到良好的作用。此外，易筋经的练习讲究内外兼修，可达到内练精、气、神，外练筋、骨、皮，以及调节脏腑功能的独特效果，处处蕴含着中华民族深刻的养生智慧。

（四）太极拳

太极拳是集强身健体、颐养性情、技术对抗等功能为一体，结合易学的无形知变、古代导引术、中医经脉学的一种缓慢、柔和、内外兼修、刚柔并济的传统拳术。太极拳追求连贯缓慢的动作，讲究动作与呼吸的融合，强调阴阳协调与平衡，能够将武术动作中的步伐与身、眼、手等协调起来，通过吐纳结合，让太极拳成为内外统一、整体协调的内功运动。通过以气催形、以意导气、入定放松的太极拳练习，进入运化乌有、一运一太极的境界，达到延年益寿、强身健体、陶冶情操、修身养性等目的。

太极拳对健康的影响如下。

（1）太极拳对运动系统的影响：反复练习太极拳可使肌肉对称、丰满，改善新陈代谢和机体血供，使骨骼的形态、结构和功能发生良好改变，加强骨骼的抗弯曲性、抗压缩性和抗扭转性。

（2）太极拳对呼吸系统的影响：太极拳将温和的动作与深而慢的呼吸相结

7

合，可增加肺泡通气量并改善人体的氧气供应情况。同时，太极拳采用腹式呼吸，可以提高膈肌力量，增加通气量。

（3）太极拳对自主神经系统的影响：太极拳要求身体和精神都要放松。练习太极拳会刺激大脑皮质，调节中枢神经系统的功能活动，可在一定限度上延缓老年人的智力衰退。此外，老年人常以团体形式练习太极拳，既能促进交流，又能获得同伴的鼓励和反馈，帮助改善其心境状态。

（4）太极拳对心血管系统的影响：太极拳对心血管功能具有良好作用，练习太极拳可以增强心血管系统的功能，改善人体的血流状况和微循环。

（5）太极拳对神经系统的影响：太极拳通过不断变化的步伐可有效增加人体对自身重心变化的本体感觉和控制力，增强小脑、前庭器官等位觉系统的功能，再加上肌肉力量的改善，能够从根本上提高平衡能力。太极拳对躯体的感觉和运动中枢、视觉中枢，以及视神经、眼肌运动等有良好的改善效果。

（五）六字诀

六字诀，又称祛病延年六字诀、六字气诀，是中医学中传统的吐纳治疗方法之一，以呼吸吐纳为主，配合特定的发音，辅以肢体导引和意念，调控体内气息的升降出入和脏腑气机的平衡，驱邪固本，调和形神，达到祛除疾病、养生保健的目的。呼吸吐纳与动作导引使气血流注有常、阴平阳秘，是六字诀的核心；五音入五脏，即六字诀发音内动五脏，同气相求；六种呼气方式使内气下沉和布散方式、路径各异，分从各经，共同完成调节气血阴阳、疏通经络的功效。

六字诀对健康的影响如下。

（1）六字诀对呼吸系统的影响：六字诀可以改善呼吸功能、提高肌肉力量、增强运动耐力。六字诀的呼吸讲究沉、静、稳、定、细、匀、深、长，通过增加膈肌的运动范围，改善肺泡及肺组织结构，增加呼吸肌力量，达到提高机体肺功能的功效。此外，六字诀通过直立与半蹲的转化转移身体重心，可在一定程度上增加股四头肌力量，而股四头肌力量与肺功能有关。

（2）六字诀对心血管系统的影响：长期进行六字诀练习可在一定程度上降低心血管疾病的发生率与病死率，改善血管内皮功能与心功能，还可以有效地改善血压、心率、心脏射血能力，是人们提高心血管系统功能、提升运动表现、保持良好生活质量的运动手段。

（3）六字诀对认知功能的影响：六字诀对老年人认知功能的改善具有积极的影响，其效果会随着练习时间的增加而逐步增强。练习六字诀对于瞬时回忆、延迟回忆及语言能力等皆具有一定改善作用，能够改善大脑前额叶皮质区域、大脑边缘皮质等的功能，从而提高轻度认知障碍（mild cognitive impairment，MCI）患者的认知功能。六字诀在练习中强调意动形随，对神经系统起到刺激与调节的作用。

（4）六字诀对睡眠质量的影响：六字诀在改善睡眠质量、睡眠时间、睡眠效率等方面的效果非常明显。这主要是因为六字诀的祛瘀通络功效能够对睡眠障碍起到改善作用，同时也能通过改善心理健康等因素间接改善睡眠质量。

总的来说，长期练习六字诀可以提高老年人的生活质量，改善不良情绪，提高身体素质。另外，长期练习六字诀还能辅助治疗高血压、高血糖等常见的慢性病，有利于健康。

第四节　现代运动良方的形成

每个人都应该根据自己的身体情况来制订适合自己的运动方案和计划。运动处方就是针对运动者的年龄、性别、身体的健康状况和运动能力等，采用处方的形式确定运动者运动的目的、形式、强度、时间、频率及注意事项的极具个性化的运动方案，其最大的特点是因人而异。对人的身体有益且可以有效地促进机体健康、提高生活质量和工作效率的运动处方就称为运动良方。

一、从我国传统运动疗法到中医运动处方

（一）我国传统运动疗法中的中医运动处方

传统运动疗法在中医学中应用十分广泛，在很多古籍中都能发现类似于现代运动处方的内容，并随之发展形成了丰富的中医运动处方。中医运动处方是在中医理论的指导下进行的，同样受到阴阳五行、精气学说的影响，仍具有整体、恒动、辨证的特点，基于辨证论治而实施。"辨体施动"的理念结合了运动医学，将辨证所需的症状、体征进行了拓展，除中医体质及中医证候外，还包括身体姿态、体适能和体育项目等体育学相关内容，尤其对于运动损伤的康复有重要作用，拓展了运动处方的适用范围。

（二）我国传统运动疗法对现代运动处方的启示

我国现代运动处方研究与古代体育养生思想保持着历史延续性，两者有着千丝万缕的联系。挖掘和整理古人发明的具有中华民族特色的传统运动疗法，对现代运动处方的研究有着重要的意义。古代传统运动疗法经过不断的丰富和发展，形成了我国现代的运动处方，不但具有广泛的适应性和针对性，还可依不同季节、年龄、身体条件及不同病症而应用不同的导引方法，有较强的实践意义。此外，在适宜运动手段的选用上，我国现代运动处方研究中已不同程度地采纳了传统运动疗法的内容，只是在测量、评价手段上运用了现代科学技术。现代与古代的融合，将创造出更灿烂的中华民族体育文化。

二、现代运动处方的历史发展

运动处方已发展成为指导群众体育锻炼和对运动员进行科学训练的方法。在应用运动处方治疗冠心病、肥胖症、糖尿病等方面有不少临床报道。对现代运动处方的研究和应用主要集中在竞技训练运动处方、预防保健运动处方和临床治疗运动处方3类。一个完整的运动处方通常包括运动目的、运动种类、运动强度、持续时间、运动频度和注意事项等内容。

（一）第一个时期："运动是良医"的萌生

从《吕氏春秋》《黄帝内经》到孙思邈在《千金要方》中对健康作用的描述，均表述了运动在促进健康、防治疾病中的作用。在国外，从公元前776年古希腊的第一届古代奥林匹克运动会到法国思想家伏尔泰（Voltaire）提出"生命在于运动"，可以看出中西方的先贤们早就认识到运动对于健康的重要性。

（二）第二个时期：明确运动与健康、慢性病之间的关系

1953年，英国流行病学家杰里米·莫里斯（Jeremy N. Morris）发表了对运动与健康之间关系的认识。之后陆续有不同的学者使用问卷、社区健康研究等来对运动与健康的关系进行更深层次的研究，也取得了实践效果。此外，关于运动与健康、慢性病的研究越来越科学化，不但举办了各种相关国际会议，还在不同的学术平台上发表了论文，取得了许多历史性的成果，如1996年美国卫生与公共服务部发表了关于体力活动与健康的报告 *Physical Activity and Health：A Report of the Surgeon General*。1993年，美国学者芭芭拉·安斯沃思（Barbara Ainsworth）等在美国运动医学学会官方期刊 *Medicine & Science in Sports and Exercise* 上发表了 *Compendium of Physical Activities*，之后分别于2000年和2011年进行了更新。

（三）第三个时期：开展运动促进健康的量－效关系与影响因素研究

运动处方相关的研究和发展在这一阶段得到升华，临床随机对照试验被广泛用于研究运动对健康和疾病的管理作用。1994年，时任美国运动医学学会主席威廉·哈斯克尔（William Haskell）关于运动量－效关系的阐述，为这个领域的研究建立了科学和完整的体系。之后，与运动处方相关的各种论坛开始举办，运动处方也被应用到了实践中。2007年，美国运动医学学会与美国医学会联合推出了"运动是良医"（Exercise is Medicine，EIM）项目。2016年，EIM项目被包括我国在内的43个国家认可和试行，同年第十版《美国运动医学学会运动测试与处方指南》出版。同年12月，美国心脏病学会在 *Circulation* 上对"有氧能力"做出科学声明，将有氧能力（心肺耐力）列为第五大临床生命体征。

（四）第四个时期：通过"四化"来提升

1. 运动处方的个性化

只有个性化的处方才能做到"运动药"的精准化。除了改善对体力活动和能量消耗的测定和评价，基因领域和"运动药"的量－效关系研究也有助于个性化的处方生成。

2. 运动处方的信息物联、大数据和智能化

新一代使用物联网的带有互动功能的运动设备和课程，通过直播、智能健身器材和远程视觉教练3种形式，开始走进用户的家庭。

3. 运动处方的动态、瞬时和生活化

用生态瞬间评估法来捕捉日常生活中的心理和生理的变化，有助于随时调整运动处方剂量（如运动强度）。

4. 运动处方的健康生活方式化

与运动处方有关的健康生活方式包括健康饮食、体重管理、戒烟控酒、压力管理、睡眠管理、慢性病管理、运动认知、环境互动等方面。

第五节 中西结合的运动良方

一、中西方人民选择运动的原因

我国人民选择运动主要是为了预防疾病，而西方人民主要是为了强身健体，两者存在较大差异。结合文献资料分析存在差异的原因可知，在我国，"养生"又称摄生，即治未病，旨在通过调养精神和形体来补元气、平衡阴阳、疏通经络、调和气血、调理五脏，从而预防疾病，达到延年益寿的目的；而西方运动则主要偏向身体锻炼，通过体育运动来促进骨骼肌肉生长和血液循环，提高神经系统和呼吸系统等各项身体功能。

二、中西方的运动对环境的要求

我国运动对器械要求较低，西方的运动对器械要求较高。这是由于我国运动注重整体、西方运动注重局部。我国人民注重内求，养生运动通过太极拳、五禽戏等各种手段使身体由内而外、从头到脚得到全面锻炼；而西方注重外求及对不同身体部位的针对性锻炼，因此需要不同的器械来满足身体不同部位的需要。

三、中西方运动思想的互补发展

我国运动注重养性，西方运动注重健身；我国运动注重内求，讲究天人合一，西方运动注重与现代科学的结合；我国运动注重整体，强调身心合一，西方运动注重局部，需要各方面的配合。

从 19 世纪 60 年代开始，西方各种运动思想传入我国。然而，随着社会的不断发展，人们的生活节奏逐步加快，开始面临抑郁症、惊恐障碍、空调病等的困扰，西方的运动思想在应对这方面的问题上稍显不足。

此时，我国传统运动疗法因为其注重身心合一、亲近自然等特点受到大多数人的青睐，太极拳运动开始风靡全球，我国的传统运动疗法得到了世界各国学术界的认可，并且欧美国家的人开始了解经络，尝试着应用先进的科学技术来印证我国传统运动疗法的神奇之处，中西方文化再次融合、交叉和进步，满足着不同体质、不同时代的需要。

四、中西方运动思想结合的突出优势

我国将西方运动处方的概念与传统的养生运动方法进行融合，形成了中西结合的运动处方。中西结合的运动处方是在汲取中医精髓的基础上根据现代康复运动处方的原则而制订的。在中医养生运动中，引入运动强度作为运动的有效性与安全性指标，同时用国际通用的疗效标准从运动耐力、心理状态、生活质量等方面进行评估。如今，我国传统运动疗法成为制订运动处方时常用的运动方式，如太极拳、八段锦和五禽戏等。这些传统运动疗法的运动量和运动强度对中老年人来说都是十分适宜的。

中西结合的运动处方具有良好的群众基础，参加者依从性较好。通过锻炼可以明显提高患者的运动能力，减轻焦虑、抑郁程度，提高生活质量。

第六节 运动良方对脑健康的作用

合理、有规律的运动不但可以使身体强健，还可以促进脑健康。运动作为保持身心健康的有效策略之一，其在促进大脑的可塑性、提高认知功能，以及降低晚年认知功能下降和痴呆的风险方面有着巨大益处。

一、"糊涂"的老年人——逐渐下降的认知功能

阿尔茨海默病（Alzheimer's disease，AD）已经成为现代社会老年人的致死性疾病之一。在目前的医疗技术水平下，此病是无法逆转和治愈的。我国 65 岁及以上的老年人中，阿尔茨海默病患者占 3%～8%，在 80 岁及以上老年人中这

一比例则高达 30％。患者可出现记忆衰退、执行能力下降、智力全面衰退等，严重者甚至生活不能自理。认知功能下降是阿尔茨海默病早期的重要临床特征，而轻度认知障碍是介于正常老龄化和阿尔茨海默病之间的过渡阶段，随着病情和症状的加重，有 8％～25％ 的轻度认知障碍患者转化为阿尔茨海默病。

二、运动的特殊功能——健脑

运动作为一种廉价、普适的疾病干预手段，对健脑、防衰老有着不错的效果。有学者认为运动可通过 3 条路径作用于认知功能。生理层面上，运动可以促进全身血液循环，通过降低交感神经的活性而有利于控制血压，进而改善认知功能。心理层面上，参与体育活动可以增强个体的社会融入感，提高社会参与度，改善抑郁等不良情绪，使大脑结构及功能发生适应性改变，帮助维持或改善认知功能。另外，基于大脑额叶认知老龄化假说，随着年龄的增长，与执行控制能力相关的额叶区出现严重的增龄性萎缩，而运动能够刺激大脑额叶的执行功能，从而减缓老年人认知功能的衰退。

运动作为非药物干预手段的一种，是有效改善认知功能的重要方式之一，其可能的机制如下。

（1）在细胞/分子水平上，运动能够促进血液中脑源性神经营养因子（brain-derived neurotrophic factor，BDNF）的生成，有利于神经元增殖，同时血管内皮生长因子（vascular endothelial growth factor，VEGF）和胰岛素样生长因子 1（insulin-like growth factor，IGF-1）的增加可能通过改善血管的存活、生长及神经和血管的生成过程来改善认知功能。

（2）在大脑结构/功能水平上，运动可通过增大海马的体积，增加白质和灰质区域的脑容量，增加大脑的血流量，改善脑灌注等来改善认知功能。

（3）在激素水平上，运动通过调节下丘脑-垂体-肾上腺轴（hypothalamic-pituitary-adrenal，HPA）功能，如减少皮质醇的分泌以延缓认知功能下降。

（4）在其他方面，运动可通过改善情绪和自我感知能力来改善认知功能。

目前已有相关指南针对轻度认知障碍人群的运动提出推荐意见。2018 年，美国神经病学学会（American Academy of Neurology，AAN）指南中首次推荐运动作为轻度认知障碍人群的非药物干预手段。2019 年，WHO 发布的《降低认知衰退和痴呆症的风险指南》和我国发布的《2018 中国痴呆与认知障碍诊治指南（五）：轻度认知障碍的诊断与治疗》均推荐将运动作为轻度认知障碍人群的首要生活方式干预方法，以降低轻度认知障碍发生率，阻止或延缓老年人的轻度认知障碍向阿尔茨海默病的转归，通过进行适当的运动来达到健脑的效果。

三、适合老年人的运动处方

（一）运动方式

（1）有氧运动：老年人应该进行中低强度的有氧运动，如慢跑、散步、骑车、快走、游泳等。每周进行 3～5 次，每次 30～60 分钟。

（2）抗阻运动：老年人可以通过使用自身重量、轻负荷器械等方式进行简单的抗阻运动，如俯卧撑、举重、瑜伽等。每周进行 2～3 次。

（3）柔韧性运动：适当的柔韧性运动可以减少身体僵硬，还可以预防关节疾病。老年人可以参加瑜伽、普拉提、太极拳等。每周进行 1～2 次。

（4）平衡训练：老年人可以通过一些特定的平衡训练来增加身体的协调性和平衡性，如单脚站立、单腿前踢、跨步等。每周进行 1～3 次。

（二）注意事项

运动方案应根据个人健康状况、年龄、身体素质和运动经验等量身定制。如果有疾病或身体不适，应当咨询医师，经批准后再进行运动。

参考文献

岸野雄三. 古希腊希波克拉第养生法 [M]. 吕彦, 节译. 北京：人民体育出版社, 1984.

吕彦, 达海. 外国养生保健 [M]. 北京：人民体育出版社, 1988.

陈栋, 曾玉榕. 关于运动处方的起源及发展探讨 [J]. 湖北体育科技, 2002 (2)：177-178, 186.

贾天奇, 李娟, 樊凤杰, 等. 传统体育疗法与未病学 [J]. 体育与科学, 2007 (4)：12-14, 19.

穆长帅, 王震. 从经络学说的视角探研健身气功·马王堆导引术的健身原理 [J]. 中国运动医学杂志, 2011, 30 (2)：189-191.

贾冕, 王正珍, 李博文. 中医运动处方的起源与发展 [J]. 体育科学, 2017, 37 (10)：65-71, 89.

罗小兵, 虞亚明. 辨体施动, 提高运动干预的针对性 [J]. 中国运动医学杂志, 2017, 36 (6)：558-559.

鲁慧敏, 牟善文. 体育锻炼对青少年认知功能的影响 [J]. 当代体育科技, 2022, 12 (12)：19-22.

JACK C R Jr, BENNETT D A, BLENNOW K, et al. NIA-AA research framework: toward a biological definition of Alzheimer's disease [J]. Alzheimers Dement, 2018, 14 (4)：535-562.

中国老年护理联盟, 中南大学湘雅护理学院（中南大学湘雅泛海健康管理研究院）, 中南大学湘雅医院（国家老年疾病临床医学研究中心）, 等. 认知衰退老年人非药物干预临床实践指南：身体活动 [J]. 中国全科医学, 2023, 26 (16)：1927-1937, 1971.

雷飘, 石国凤, 田维毅, 等. 运动对老年人认知功能干预效果的最佳证据总结 [J]. 循证护理，2023，9（7）：1184－1190.

中国痴呆与认知障碍诊治指南写作组，中国医师协会神经内科医师分会认知障碍疾病专业委
　　员会. 2018 中国痴呆与认知障碍诊治指南（五）：轻度认知障碍的诊断与治疗［J］. 中华医
　　学杂志，2018，98（17）：1294－1301.

《运动处方中国专家共识（2023）》专家组. 运动处方中国专家共识（2023）［J］. 中国运动医
　　学杂志，2023，42（1）：3－13.

第二章 老年人认知衰退的类型及干预方法

第一节 什么是认知衰退？

当人们进入老年阶段，可能会出现一种或多种认知领域功能受损的现象，称为认知衰退。根据认知功能受损的程度，认知衰退可分为以下主要阶段：主观认知下降（subjective cognitive decline，SCD）、轻度认知障碍（mild cognitive impairment，MCI）和痴呆（dementia）。

一、主观认知下降

主观认知下降是指患者自我感知认知水平较前下降，但客观神经检测未见病理改变的状态。目前越来越多的证据表明，主观认知下降可能是痴呆的首要症状。

（一）主观认知下降的 3 个发展方向

主观认知下降不在《疾病和有关健康问题的国际分类第 11 版（ICD-11）》和《精神障碍诊断与统计手册第 5 版（DSM-5）》的诊断类别中。但主观认知下降是一个广泛的疾病，如图 2-1 所示。

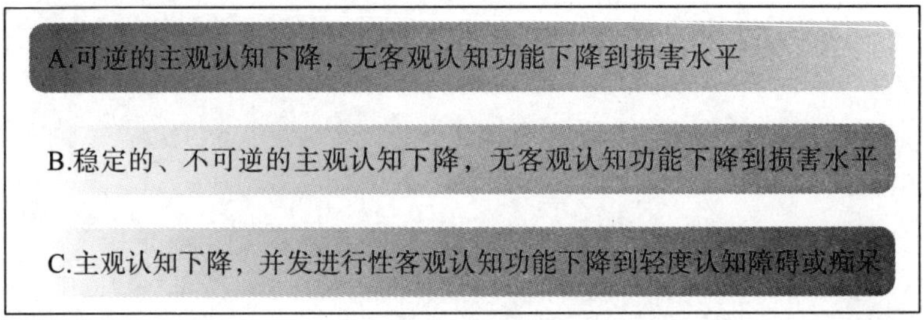

A.可逆的主观认知下降，无客观认知功能下降到损害水平

B.稳定的、不可逆的主观认知下降，无客观认知功能下降到损害水平

C.主观认知下降，并发进行性客观认知功能下降到轻度认知障碍或痴呆

图 2-1 主观认知下降轨迹

注：图片引自 JESSEN F，AMARIGLIO R E，BUCKLEY R F，et al. The characterisation of subjective cognitive decline [J]. Lancet Neurol，2020，19（3），271-278.

图 2-1 中，A 中发生主观认知下降但未完全消退，客观认知功能保持稳定。主观认知下降的潜在条件包括抑郁、药物不良反应或间歇性睡眠障碍。B 中发生主观认知下降并持续无缓解，客观认知功能基本保持稳定。正常的衰老过程可能是这类主观认知下降的潜在原因。C 中发生主观认知下降，客观认知功能随后恶化为轻度认知障碍或痴呆。这种退化可由神经退行性疾病引起，包括但不限于阿

尔茨海默病。值得注意的是，3 个主观认知下降轨迹中每个个体的比例尚未完全划定，大多数主观认知下降患者不会发展为痴呆。

（二）主观认知下降的诊断

除了病史采集和体检，主观认知下降的诊断方式主要包括以下几种：①影像学监测，将主观认知下降作为阿尔茨海默病的前兆阶段，监测阿尔茨海默病生物标志物 β 淀粉样蛋白（Amyloid β−protein，Aβ），以及采用磁共振检查神经环路损伤等。②体液标志物监测，通过脑脊液和血液中的 Aβ42 或 Aβ42/Aβ40 比值诊断主观认知下降。③神经心理学监测，使用简易精神状态检查量表（mini−mental state examination，MMSE）和蒙特利尔认知评估量表（Montreal cognitive assessment，MoCA）等进行整体认知功能监测。

目前对认知领域方向的检查，主要在记忆、执行、语言三大领域开展。临床常用的认知评估方法包括华山版听觉词语学习测验、形状连线测验 A 和 B、动物词语流畅性和波士顿命名测试等。但就目前研究来说，对于主观认知下降患者认知领域方面的检查标准尚未统一。精神行为症状方面的评估，可使用汉密尔顿抑郁量表（Hamilton Depression Scale，HAMD）、汉密尔顿焦虑量表（Hamilton Anxiety Scale，HAMA）和简版老年抑郁量表（Geriatric Depression Scale−15，GDS−15）进行。主观认知下降问卷（SCD−questionnaire，SCD−Q）包括自我主观认知评估和知情者对老年人评估两个问卷，其各包含 24 个条目，已在国外的多项研究中被使用。

主观认知下降诊断标准：①与之前正常状态比，自我感觉持续的认知功能下降，且与急性应激事件无关；②经年龄、性别、受教育年限校正后，标准认知测试正常，或未达到轻度认知障碍诊断标准。

二、轻度认知障碍

轻度认知障碍（MCI）指患者具有主观或客观的记忆或认知功能损害，但其日常生活能力并未受到明显影响，未达到痴呆的标准，是介于正常衰老和痴呆之间的一种临床状态，是公认的痴呆风险因素。

（一）轻度认知障碍的分类

2003 年，梅奥诊所标准及国际工作小组标准将轻度认知障碍分为遗忘型轻度认知障碍（amnestic MCI，aMCI）和非遗忘型轻度认知障碍（non−amnestic，naMCI）。前者存在记忆损害表现，后者没有记忆损害表现。确定 aMCI/naMCI 后，下一步需评估患者是否有其他认知领域损害，如语言、注意力、执行功能或视觉空间技能的损害。若无，则分类为单领域轻度认知障碍；若合并其他领域受损，则分类为多领域轻度认知障碍。其中，单领域轻度认知障碍进展为痴呆的可能性也较高，但同时其逆转为正常认知的可能性也最高；而多领域轻度认知障碍逆转为正常认知的可能性较低，但进展为痴呆的风险较高。

2011版美国国家老龄化研究所/阿尔茨海默病协会诊疗指南将轻度认知障碍细分为符合核心临床标准的轻度认知障碍、中度可能性的阿尔茨海默病所致轻度认知障碍、高度可能性的阿尔茨海默病所致轻度认知障碍及不太可能由阿尔茨海默病所致的轻度认知障碍。

DSM-5提出创伤性脑损伤所致轻度认知障碍、HIV感染所致轻度认知障碍、抑郁所致轻度认知障碍、药物应用所致轻度认知障碍、朊病毒所致轻度认知障碍、帕金森病（Parkinson disease，PD）所致轻度认知障碍等。

（二）轻度认知障碍的诊断

1. 影像学监测

目前用于轻度认知障碍的影像学技术主要包括结构性磁共振、功能性磁共振（磁共振波谱成像、灌注加权成像、弥散加权成像、弥散张量成像、磁化转移成像）和放射性核素成像（正电子发射断层成像、单光子发射计算机断层成像）。放射性核素成像近年来在轻度认知障碍领域中研究较多，单光子发射计算机断层成像能客观反映轻度认知障碍患者的脑血流量。

2. 体液标志物监测

主要体液标志物有脑脊液（cerebrospinal fluid，CSF）中BDNF、胰岛素及IGF-1等。主要的备选标志物包括Aβ，特别是可溶性Aβ1-42、总Tau蛋白和磷酸化Tau蛋白（phosphoryl protein Tau，P-Tau）。

3. 事件相关电位监测

事件相关电位（event-related potential，ERP）内源性成分受心理因素影响较大，与人的注意、记忆等认知过程密切相关，已被广泛用于认知领域的研究。

4. 神经心理学监测

神经心理学监测是临床上主要使用的方法，最常用的是简易精神状态检查量表和蒙特利尔认知评估量表。轻度认知障碍常用筛查评估工具见表2-1。

表2-1 轻度认知障碍常用筛查评估工具

名称	内容
简易精神状态检查量表	包括定向力、记忆力、计算力、语言表达能力、视空间功能、注意等方面的测试
画钟测试	包括理解能力、计划性、视觉记忆、图形的重建能力、视空间功能、执行力、计算力、注意力、抽象思维等方面的测试

续表

名称	内容
回忆试验	包括自由回忆和提示回忆。给受试者 4 张卡片，每张卡片上有 4 个黑白图形，共 16 个图形。受试者学习后先自由回忆，最后根据受试者回忆的卡片数记分
7 分钟神经认知筛查量表	包括定向力、记忆力、视空间功能和语言表达能力 4 个方面的测试
蒙特利尔认知评估量表	评估注意力、执行力、记忆力、语言表达能力、抽象思维能力、计算力、定向力等认知领域
AB 认知筛查	包括定向、重复单词、延迟回忆、画钟、语言流畅 5 个认知子测试，总分 135 分，完成时间 3 分钟
简短认知功能测试	包括记忆力、注意力、执行力等方面的测试
记忆改变测试量表	包括语言片段和语义记忆方面的测试

目前轻度认知障碍及其亚型的诊断标准多参照美国 Petersen 等的早期标准，即首先诊断轻度认知障碍，依据如下：①有认知功能减退的主诉（有家属或知情者证实）；②临床诊断为非正常老化，也非痴呆；③客观检查有认知功能下降；④一般日常生活功能保存。在诊断为轻度认知障碍的基础上，再检查有无与年龄不符的记忆损害，最后检查认知领域受损的数目。若只有记忆领域的损害则诊断为 aMCI，若只有单个非记忆领域的损害诊断为单领域 naMCI。只要有多个认知领域受损，不管是否包括记忆领域，都诊断为多认知领域缺损型轻度认知障碍，但不属于痴呆。轻度认知障碍及其亚型诊断流程见图 2-2。

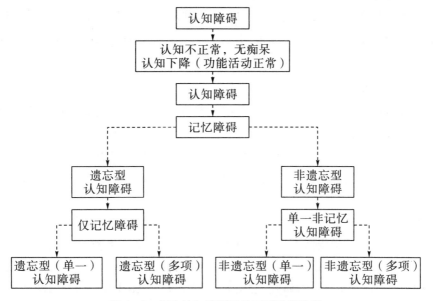

图 2-2 轻度认知障碍及其亚型诊断流程

三、痴呆

痴呆是一种以获得性认知功能障碍为核心，并导致患者日常生活、社会交往和工作能力明显减退的综合征，是一种与年龄高度相关的慢性病。患者的认知功能损害涉及记忆、学习、定向、理解、判断、计算、语言、视空间、分析及解决问题等能力，在病程某一阶段常伴有精神、行为和人格异常。在 DSM-5 中痴呆被描述为"神经认知障碍"。目前的研究表明，痴呆代表了在最早的临床症状出现之前数十年内逐渐积累的病理变化的最后阶段。

（一）痴呆的分类

临床上引起痴呆的疾病种类繁多，本文仅分为常见的痴呆和"少数派痴呆"。

阿尔茨海默病是人群中最常见的痴呆类型，其次是血管性痴呆（单独或与阿尔茨海默病同时存在）。在过去几十年里，路易体痴呆（dementia with Lewy body）被认为是第三大常见的痴呆，通常伴随着阿尔茨海默病，它可能表现为运动症状（帕金森病）或认知和运动症状的组合。目前，额颞叶痴呆（frontotemporal dementia，FTD）是第四大痴呆类型，临床表现为执行力（如计划、思维或行动的顺序和控制）、语言障碍和（或）行为障碍的恶化。

另外，还有一系列异质性的"少数派痴呆"，病因包括非常罕见的神经退行性疾病（如进行性核上性麻痹、亨廷顿病等）、慢性感染（梅毒、HIV 感染等）、中毒或代谢异常及营养不足等，以及其他继发性痴呆（如正常压力脑积水、头部创伤、多发性硬化等）。

痴呆的类型众多，但在老年人中，多为阿尔茨海默病、血管性痴呆和路易体痴呆，它们共享病理机制并经常同时出现。合并性痴呆在高龄老年人中特别常见。

（二）痴呆的诊断

痴呆的筛查多采用两阶段法，包括初筛和诊断复查，主要工具是筛查量表，包括简易精神状态检查量表、日常生活行为量表、长谷川痴呆量表、临床痴呆评定量表等。这些量表具有简易、耗时短、检测者易于掌握、易被患者接受的优点，但结果也易受环境因素的影响。在实际使用过程中，需要结合研究目的进行适宜选择。

痴呆的诊断一般分两步：首先是痴呆的诊断，然后结合病史及检查结果，诊断痴呆的类型，通常依据语言交流障碍和卒中研究所/老年性痴呆及相关疾病学会（NINCDS/ADRDA）标准诊断阿尔茨海默病，按照美国国立神经系统疾病和卒中研究所/瑞士神经科学研究国际协会（NINDS/AIREN）标准诊断血管性痴呆，诊断依据包括影像学检查、体液标志物监测（脑脊液、血液、尿液等）、神经心理学测试、神经电生理学测试、扩瞳试验等检查结果。

第二节　不同认知衰退状态老年人的流行病学现状

我国的一项调查发现，主观认知下降在老年人中的发生率为 14.4%～18.8%。根据 Jessen 等（2010）的研究报道，与正常老年人相比，患有主观认知下降的老年人，1 年内转化为阿尔茨海默病的风险增加了 6.54 倍，3 年内转化为阿尔茨海默病的风险增加了 19.33 倍。此外，研究还发现主观认知下降转化为轻度认知障碍的年转化率为 12.7%。

轻度认知障碍在老年人中的发生率较高，且发生率随着年龄增长而逐渐升高。在我国，60～69 岁人群的轻度认知障碍发生率为 9.93%，70～79 岁人群的轻度认知障碍发生率为 18.46%，而 80 岁及以上人群的轻度认知障碍发生率高达 26.13%。全国范围内轻度认知障碍的患病人数估计超过 3500 万。一项美国的大样本队列研究表明，在 65 岁及以上的老年人中，轻度认知障碍的发生率为 9.5%（Ganguli 等，2013）。而西班牙的一项大规模调查显示，50 岁以上人群的轻度认知障碍发生率为 9.6%（Lara 等，2016），长期随访发现平均每年有 5%～6% 的轻度认知障碍患者会转化为痴呆（Bora 和 Yener，2017）。此外，一项多中心研究发现，经过 1 年的随访，20%～38% 的轻度认知障碍患者可发展为痴呆（Vos 等，2013）。此外，大量研究发现老年人在进展为阿尔茨海默病之前通常经历主观认知下降和轻度认知障碍阶段。

随着我国老龄化进程的加快，痴呆的防治形势十分严峻。2019 年，我国 65 岁及以上老年人的痴呆患病率为 5.60%，且患病率增速较快，患者有较大比例在数年内发展为痴呆。

第三节　老年人认知衰退状态的风险因素

一、人口学因素

（一）年龄

年龄是认知衰退的一个重要影响因素。步入老年阶段后，神经系统功能会有所降低，从而导致认知功能逐渐减退。主观认知下降在 60 岁及以上老年人中的发病率为 25%～56%。此外，70 岁及以上的主观认知下降患者比 60～69 岁患者更有可能发展成轻度认知障碍。同时，轻度认知障碍在不同年龄组的发病率也有明显差异。例如，在 65～69 岁的人群中，轻度认知障碍发病率为 5.4%；在 80 岁及以上的人群中为 12.8%～30.1%。研究表明，65 岁及以上的老年人每增加 5

岁，患上阿尔茨海默病的风险将增加 1 倍。

（二）受教育水平

研究指出，受教育水平较低的人群可能更容易患上主观认知下降。而对于轻度认知障碍，研究发现，受教育水平与轻度认知障碍的发生呈负相关关系。这可能是因为较长时间的教育增加了神经突触的数量，使人具有较强的抵抗神经突触丧失的能力。关于脑储备，有研究表明，双语者由于认知储备的增加而延缓了痴呆的发病时间（Kim 等，2019）。虽然不同研究结果有所出入，但受教育水平对于认知衰退的影响仍然显著。受教育水平较高、积极参与学习和社交活动的老年人，更有可能保持较好的认知功能，延缓认知衰退。

（三）性别

性别在认知衰退的发生率上起着一定的影响，但研究结果存在差异。对于轻度认知障碍，一些研究显示不同性别的发病率没有显著性差异，而一些研究则指出女性轻度认知障碍的发病率显著高于男性，还有研究显示男性轻度认知障碍的发病率较女性高（黄毛毛等，2018）。

性别与轻度认知障碍的关系并非一对一关系。女性轻度认知障碍的发病率与多种因素有关，如老年女性雌激素水平下降和受教育水平较低；而男性与轻度认知障碍的关系可能与男性较多吸烟、饮酒等因素有关。痴呆的发病机制涉及多种因素的相互作用，包括遗传、环境、生活方式等。因此，性别可能只是痴呆发病中的一个因素，并非决定性因素。

（四）婚姻状态

婚姻状况方面，离婚和丧偶的老年人比已婚老年人更容易患上主观认知下降，已婚状态被认为是主观认知下降的保护性因素。

二、日常生活习惯

（一）饮食

饮食在认知衰退方面扮演的角色十分重要。长期坚持地中海饮食可以延缓认知衰退。一项队列研究对 60~90 岁居住在澳大利亚护理中心的老年人进行调查（Hardman 等，2015）发现，无论是单独进行运动还是采用地中海饮食干预，都能改善老年人的认知功能。另外，一项随机对照试验也证实了地中海饮食在保护认知功能方面的作用（Martínez-Lapiscina 等，2013）。同时还有研究指出习惯吃较硬食物和经常食用不同硬度的食物可以延缓认知衰退。这些研究结果充分说明了饮食对痴呆的发病和发展具有重要影响。

（二）饮酒

饮酒对认知衰退有着明显的影响。研究表明，过度饮酒是导致主观认知下降和轻度认知障碍的风险因素。一项对轻度认知障碍患者的研究发现，过度饮酒增加了转化为阿尔茨海默病的风险，而适度饮酒组的认知功能优于过度饮酒组（Xu 等，2009）。此外，一些研究也指出，偶尔饮酒可能对轻度认知障碍具有保护作用，但经常饮酒且过量，或过去有酒精依赖史但现已戒酒，可能会增加患上轻度认知障碍的风险。早期国外研究曾表明，轻至中度的饮酒可能降低阿尔茨海默病的发病风险，但近期的研究结果显示，酒精依赖会增加阿尔茨海默病和血管性痴呆的发病风险，特别是频繁饮酒会显著增加阿尔茨海默病的发病风险。

（三）吸烟

关于吸烟与认知衰退之间的关系，目前的研究结果未达成统一的定论。有研究显示长期吸烟与老年人的认知障碍有关，尤其是吸烟时间超过 30 年与轻度认知障碍之间有相关性，被认为是轻度认知障碍的风险因素（宋泰霞等，2014）。研究认为，吸烟引起的动脉斑块增厚、脑血流减少、神经血管损伤等因素可能导致认知功能下降。长期吸烟容易导致其他健康问题，并且可能有较高的死亡风险，因而只有寿命较长的吸烟者才能进入研究中，这可能导致结果出现误导性的保护性效应。因此戒烟可在一定程度上降低阿尔茨海默病的发病风险。一项研究显示，戒烟 18 个月后，阿尔茨海默病的发病风险降低到与非吸烟者相当的水平；在戒烟 3 年后，全因痴呆的发病风险进一步降低（Choi 等，2018），这表明戒烟后的短至中期就能带来认知保护。

（四）社交活动

有研究发现，社交活动对认知功能的影响十分显著。社会、情感支持不足与认知衰退的发生率显著相关。一些神经病理学研究发现，社交活动有助于维护认知功能，降低阿尔茨海默病的发病风险。在一项各种社交关系与一般人群中痴呆的关系综述中，也证实了缺乏社会交往因素与痴呆之间存在关联（Kuiper 等，2015）。

（五）运动

现有研究显示运动在影响认知功能方面具有重要的积极作用。运动量不足可能增加认知衰退的风险，而经常运动则可以降低认知衰退患者发展为轻度认知障碍的概率。美国的一项研究发现，进行任何频率的中等强度运动都能降低轻度认知障碍的发生率（Geda 等，2010）。此外，运动可以改善大脑结构功能、增加脑容量及脑供氧，同时可降低正常认知个体的大脑负担，从而降低阿尔茨海默病的发病风险。研究还发现，中年时期较高的运动水平可以降低晚年阿尔茨海默病的发病风险。

（六）睡眠

睡眠障碍与认知衰退的发病风险增加有联系。有研究指出，睡眠质量差的老年人容易患主观认知衰退。美国的一项调查发现，睡眠中途醒来与认知衰退之间有最强的关联性（McSorley 等，2019），而睡眠时间过长，超过 9 小时也会增加认知衰退的发病风险。

三、疾病

（一）高血压

高血压被认为是导致老年人认知衰退的疾病之一。研究显示，伴随脑血流动力学异常的高血压对轻度认知障碍的发展影响更大（葛婷爱等，2018）。高血压可能导致大脑血管壁弹性下降、血管阻力增加、血流动力学异常和脑微循环淤滞，从而导致局部脑组织萎缩和部分认知功能下降。此外，高血压患者常出现昼夜血压波动，进一步加重了与轻度认知障碍有关的脑血管因素。未控制的高血压可能导致大脑中缠结的神经纤维和神经原纤维结构增加，这是阿尔茨海默病的病理指标之一。

（二）糖尿病

糖尿病的糖代谢控制不佳与认知衰退有关。此外，糖尿病引起的并发症如肾病（肾损伤）、视网膜病变（眼损伤）、听力障碍和心血管疾病，都与痴呆的发病风险增加有关。导致这种关联的可能机制：糖代谢异常会降低脑内 Aβ 的降解速度，而 Aβ 寡聚体会继续作用于神经元，使其细胞膜上的胰岛素受体脱落，加重胰岛素抵抗，最终致使 Aβ 在脑内聚集、沉积，加快了神经元的病变。空腹血糖的异常升高可能会加速动脉粥样硬化的进程，使得大脑皮质与海马等部位血流灌注减少，导致神经细胞萎缩。高血糖介导的糖基化产物及氧化应激可导致血管内皮和神经元的损伤。

（三）脑卒中

脑卒中是指脑部血管突然破裂或阻塞导致脑组织缺血缺氧，从而引起脑部神经细胞损伤和死亡的疾病。脑卒中常导致躯体运动功能障碍，包括瘫痪、行动不便等。研究发现，脑卒中患者患上轻度认知障碍的风险比健康同龄老年人高出10 倍左右，且脑卒中患者转变为阿尔茨海默病的风险也更高（Li 等，2020）。虽然最新研究显示，脑卒中后出现的痴呆与脑血管病变程度没有明显相关性（Pendlebury 等，2020），但一项 Meta 分析指出，即使调整了其他血管风险因素后，再次脑卒中仍会增加痴呆的患病率和发病率（Pendlebury 等，2009），这表明脑卒中对脑组织的病理损伤可能是导致痴呆的重要途径之一。

（四）抑郁症

大量的证据表明抑郁症与认知衰退之间存在显著关联。我国的一项调查发现老年期抑郁症与轻度认知障碍的合并发病率为 36.4%（Li 等，2018）。2014 年世界阿尔茨海默病报告会上的一项综述报告称，抑郁症的存在几乎使痴呆的患病风险增加了 1 倍（Prince 等，2014）。抑郁症与认知衰退关联的可能机制：与抑郁症相关联的其他风险因素，如抑郁症患者社交活动和体育活动较少，抑郁和焦虑等特定的神经精神症状可能通过下丘脑－垂体轴引起中枢神经系统的损伤，包括海马体积减小和额叶结构改变，导致认知功能受损。

（五）慢性阻塞性肺疾病

慢性阻塞性肺疾病（chronic obstructive pulmonary disease，COPD）是一种慢性呼吸系统疾病，主要特征是气流受限，导致患者呼吸困难。轻度认知障碍被认为是 COPD 患者重要的肺外并发症之一。一项涉及 252 名平均年龄超过 60 岁的 COPD 患者的研究发现，其中 193 例患有轻度认知障碍，轻度认知障碍的发生率为 76.7%（刘亚男等，2018）。目前的相关机制尚不清楚，可能与低氧血症合并高碳酸血症、炎症反应、Tau 蛋白过度磷酸化等有关。

（六）肥胖

肥胖与许多医学并发症相关，如 2 型糖尿病、癌症、心血管疾病等。有研究指出，体重与认知功能之间成"U"形关系，低体重和高体重均会增加认知障碍和痴呆的患病风险（Beydoun 等，2008）。一项对约 60 万人进行的观察性研究显示，中年肥胖但不超重是认知损害的风险因素（Ogden 等，2007）。有研究还发现，肥胖能够独立调节周围神经炎症和中枢神经炎症，与脂肪－炎症途径及其他因素相结合，进一步增加阿尔茨海默病发病风险（Jayaraman 等，2014）。

（七）口腔疾病

口腔疾病会通过影响咀嚼功能、营养状况及炎症反应损伤认知功能。Scherer 等（2020）发现主观认知下降患者会表现出更差的整体口腔健康状况和更严重的牙周炎。另一研究显示，牙齿缺失、牙列不理想及咀嚼功能异常会使认知功能下降和痴呆发生的风险增加 20%（Tsakos 等，2015）。正常的咀嚼功能可增加脑血流量、维持乙酰胆碱水平并保护海马区神经元组织形态，从而改善大脑神经元功能，降低痴呆和其他神经退行性疾病的发病风险。

（八）创伤性脑损伤

研究表明，创伤性脑损伤可能导致轻度认知障碍（Himanen 等，2006）。有研究也证实，创伤性脑损伤会增加患痴呆的风险（Barnes 等，2014），且反复受伤可能面临着更高的风险。一些综合流行病学、病理学和影像学等多方面的回顾性分析发现，创伤性脑损伤对神经退行性疾病（如阿尔茨海默病、帕金森病和肌萎缩侧索硬化症）均具有一定的影响。

四、遗传

遗传因素在认知衰退特别是轻度认知障碍和阿尔茨海默病的发病中扮演着重要的角色。多项研究表明，与轻度认知障碍和阿尔茨海默病相关的遗传基因包括血管紧张素转换酶（angiotensin-converting enzyme，ACE）基因、炎症相关基因、淀粉样蛋白变性相关基因、载脂蛋白 E（apolipoprotein E，Apo E）基因。Apo E 基因多态性被广泛研究并发现是与 aMCI 发病相关的易感因素。Apo E 参与调节生成并影响神经元和星形胶质细胞对 Aβ 的清除，使 Aβ 在脑实质或血管内沉积增加。Aβ 是 β 淀粉样前体蛋白（amyloid precursor protein，APP）经 β-分泌酶和 γ-分泌酶切割后形成的，相关 APP 基因、早老素 1（presenilin 1，PS1）基因和早老素 2（presenilin 2，PS2）基因等的突变也会增加 Aβ 的沉积。

第四节　认知衰退的常见干预手段

一、药物

（一）阿杜那单抗

阿杜那单抗通过清除大脑中能引起炎症反应、干扰神经细胞之间通信的 Aβ 沉积来阻止认知衰退。早期临床试验的结果虽然证实该药物能减少 Aβ 沉积，但并没有证明 Aβ 的去除能够显著改善认知。此外，一些患者也出现了不良反应。

（二）胆碱酯酶抑制剂

胆碱酯酶抑制剂（多奈哌齐、重酒石酸卡巴拉汀、加兰他敏）通过阻止乙酰胆碱酯酶分解乙酰胆碱，从而增加乙酰胆碱浓度，由此改善神经细胞间的通信。研究发现，在使用胆碱酯酶抑制剂进行治疗后，短期内会改善患者认知功能（Birks 等，2018）。但这些药物都存在恶心、呕吐、食欲降低和排便次数增多等不良反应。

（三）谷氨酸调节剂

谷氨酸可保持神经传递的正常功能。痴呆的病理机制中，神经细胞死亡释放过量谷氨酸，打破谷氨酸平衡，从而对神经细胞产生不良影响。谷氨酸调节剂（盐酸美金刚、美金刚/多奈哌齐）可通过阻止过量谷氨酸的影响来保护存活的神经细胞。目前，谷氨酸调节剂被认为在改善记忆、注意力、推理和语言上有效果。但患者在使用的过程中会存在头痛、头晕、恶心、呕吐、食欲降低、便秘、排便频率增加、意识混乱等不良反应。

在痴呆晚期，许多人会出现所谓的"痴呆行为和心理症状"，对于症状严重和持续的患者，在没有选择的情况下会用抗精神类药物（利培酮、氟哌啶醇）进行治疗。此外，由脑卒中、心脏问题、糖尿病等疾病所引起的痴呆，应该对相应的疾病进行诊断与治疗。

二、饮食

饮食与认知功能下降和痴呆进展有显著相关性，特别是对神经炎症和氧化应激的有害影响具有保护作用。富含不饱和脂肪酸、抗氧化剂、B族维生素的食物可以有效降低主观认知下降、轻度认知障碍和痴呆的发病风险。在一项对27842名平均年龄为51岁的男性的跟踪调查中发现，蔬菜、水果和橙汁对认知具有长期有益作用（Yuan，2019），而肉类、奶类、坚果、粗粮类中富含的B族维生素对神经具有保护功能。还有研究发现，接受叶酸和维生素 B_{12} 组合治疗的患者，其认知测试结果有显著改善（Walker 等，2012）。

此外，还有一些饮食模式有助于减缓认知衰退。①控制高血压的饮食方法（DASH）：其饮食组成主要由蔬菜、坚果、种子、豆类及完全不饱和脂肪酸构成，适用于各类人群。②生酮饮食：生酮饮食是一种以高脂肪和低碳水化合物为主的饮食。③地中海饮食（MedDiet）：此饮食模式参照地中海地区的传统饮食，在增加不饱和脂肪酸摄入的基础上，强调食用豆类、谷物、橄榄油、水果、蔬菜、坚果、鱼类、低脂乳制品，适当饮用红酒，减少红肉摄入。④MIND饮食：Morris 等基于 MedDiet 和 DASH 与较低的认知功能下降水平和阿尔茨海默病事件发生率相关且具有心脏保护作用的证据，提出了一种将 MedDiet 和 DASH 最具神经保护作用的成分结合起来的饮食模式，称为 MIND 饮食。

然而，这些饮食模式不但不能完全保证老年人所需的营养素摄入，甚至还有一定的不良反应。同时，其适用性受到经济条件、饮食习惯、身体状态等因素的影响。

三、运动

运动疗法是认知衰退预防与康复的重要手段之一，越来越多的文献表明运动对预防、减缓病理过程和痴呆相关问题具有重要性。有研究指出，约3％的痴呆病例可以通过增加体力活动水平来预防（Liang 等，2020；Livingston 等，2017）。

（一）有氧运动

越来越多的证据表明，有氧运动能够改善认知功能。一项随机对照试验发现，中等强度的有氧运动可以显著提高轻度认知障碍老年患者的生活质量和简易精神状态检查量表评分（$P < 0.05$），有效改善其认知功能。另一项研究也发现，快步走能够明显延缓老年人认知功能的减退速度。此外，有氧运动可以促进大脑

的血液流动，有助于减缓海马的萎缩并减少其造成的有害影响，减缓认知功能的下降。有氧运动还会刺激大脑释放 BDNF，这对健康的认知功能非常有帮助。此外，有氧运动种类众多且简单便捷，对器械、场地等资源要求较低，是认知衰退人群开展运动的首要选择。

（二）抗阻运动

抗阻运动指涉及任何形式的对抗阻力举起或拉动的运动，包括克服弹性物体运动、负重抗阻运动和器械运动等，具有延缓肌肉力量下降、促进肌肉功能恢复的作用，被广泛应用于运动康复中。抗阻运动可以改善痴呆患者的肌肉力量、平衡和姿势，并降低跌倒的发生率。此外，痴呆和轻度认知障碍患者经过一段时间的抗阻运动后，认知功能、选择性注意力和记忆力也会得到显著改善。有研究表明，抗阻运动似乎能够保护大脑的某些区域免受痴呆引起的神经退行性变的影响。与不参加运动者相比，参加抗阻运动者的海马的变化较少。

（三）身心运动

身心运动是一种多模式的综合性运动，其通过大脑、身体、精神和行为间的相互作用，在提高心肺功能、增强肌肉力量的同时，还可缓解压力、减轻疼痛、改善心理健康，提高身体的平衡性、稳定性和协调性。常见种类有太极拳、八段锦、瑜伽、舞蹈、普拉提等。目前的研究认为，身心运动可提升认知衰退老年人的视觉空间能力，语言、记忆和认知功能。Sungkarat 等（2017）研究发现太极拳对于改善认知功能具有良好作用。同时，一项 Meta 分析也发现，太极拳能改善认知衰退老年人的语言功能（Lin 等，2021）。

（四）组合运动

认知功能下降是由多因素导致的，而不同类型运动对认知改善的侧重点不同，因此，不同运动的组合对认知功能的改善可能更有效。有研究指出，多模式运动可以增强认知衰退老年人的认知控制能力和记忆功能，改善抑郁症状（Hsieh 等，2019；Makizako 等，2019）。一项试验结果显示，联合运动可明显改善受试者的整体认知情况和处理速度（Arrieta 等，2020）。

四、感官刺激

音乐疗法可用于痴呆患者的各个阶段。它可以改善行为问题、降低焦虑并控制躁动。在痴呆晚期阶段，患者很难用言语交流，但仍可以哼唱或享受音乐。另外，睡眠问题和夜间破坏性行为在痴呆患者中很常见，而强光疗法可以有效治疗这些问题，同时改善患者的情绪，减轻焦虑和抑郁症状。目前，国际上关于感观刺激治疗的研究还提到 γ 波的外部脑刺激、多感官刺激疗法（multisensory stimulaion, MSS）、虚拟现实（virtual reality, VR）技术。其中，MSS、VR

通过对认知衰退患者实行多感官刺激而表现出积极作用。γ波的外部脑刺激具有很大的发展前景，但其机制和临床疗效仍需进一步研究。此外，临床试验还发现40Hz的节奏感觉刺激可增强痴呆患者的认知功能，且轻中度痴呆患者受益更大。

五、心理干预

心理干预是一种非药物干预措施，包括利用行为、认知、情绪关注和心理治疗策略的干预措施。从广义上讲，心理干预旨在解决行为、认知或情感问题，并且可以纳入通常由医疗保健专业人员提供的各种策略。

（一）认知干预

认知干预是指通过外界各种干预手段来改善认知功能，可分为认知刺激、认知训练和认知康复。

认知刺激的主要干预对象是轻中度痴呆患者，其常见方法的有回忆疗法（reminiscence therapy，RT）和现实导向疗法（reality orientation approaches，RO）。回忆疗法通常使用照片、音乐等有形的提示来激起患者的回忆并展开对话，有助于提高痴呆患者的生活质量，但目前尚无标准化的方案。现实导向疗法通过呈现定向信息（如时间、地点、人物），使患者更好地理解周围的环境，从而增强控制感和自尊感，改善痴呆患者的认知功能。

认知训练是指针对轻度或重度认知衰退患者（主观认知下降、轻度认知障碍、轻度痴呆）特定的认知领域（注意、记忆、逻辑），执行通过系统设计的任务，从而提高个体认识能力，其训练效果具有时效性和迁移性。主要的认知训练方式包括纸笔化的认知训练及计算机化的认知训练。目前计算机辅助疗法已经成为治疗认知衰退的新趋势，我国仍在不断完善中。

认知康复的主要干预对象是生活能力受认知障碍影响的患者，通过医师和照料者协作，以个体化干预手段或策略来维持和改善患者日常生活中的进食、穿衣、洗漱等基本功能。

（二）认知行为疗法

Banningh等（2008）进行了一项针对轻度认知障碍患者的认知行为疗法试验，93名患者以5～8人的小组形式接受了认知行为疗法，每周进行10次2小时会议，会议主题包括接受轻度认知障碍的临床诊断、提高记忆表现的策略、认识压力的策略、学会放松及处理社交冲突和忧虑。研究证明认知行为疗法组在疾病认知问卷中的表现比对照组更好。

（三）正念干预

正念干预是以正念为核心对特定或普通群体进行干预或预防的一种心理干预

方法。Smart 等（2016）进行的正念干预对主观认知下降的可行性研究的结果显示，接受正念干预的试验组和接受心理教育的对照组相比，试验组的记忆自我效能得到了改善，并且对认知相关的抱怨减少。同时还有研究发现，正念干预可以改善认知功能以及痴呆相关的生物标志物水平（Ng 等，2020）。

（四）宠物疗法

宠物疗法旨在通过抚摸猫或狗等宠物减少患者的负面行为，如烦躁和攻击性，同时改善患者情绪，增加社交互动，通过与宠物玩耍的方式促进患者的身体活动。还可以通过讨论和回忆来鼓励患者表达情感和刺激认知。在痴呆的干预治疗中，宠物疗法（特别是使用狗）可以显著提高患者的生活质量，增强患者社交互动及缓解患者的躁动情绪。2019 年的一项系统评价显示，宠物疗法可略微减轻痴呆患者的抑郁症状（Lai 等，2019）。

第五节　认知衰退的"处方药"——运动

《认知衰退老年人非药物干预临床实践指南：身体活动》指出，身体活动（运动）是认知衰退人群常采用的一种非药物干预方法，是改善认知功能的有效途径之一，特别是在主观认知下降和轻度认知障碍阶段。同时，运动还对认知衰退患者的行动能力下降、高跌倒风险、平衡能力不足及神经精神症状等问题具有良好影响。此外，运动处方的适用范围涵盖了慢性病患者、运动受伤者、围术期患者、慢性病风险人群及健康人群等多个群体，这为不同症状引起的认知衰退的预防和治疗提供了坚实的支持。例如，对于糖尿病引起的认知衰退，可以通过控制血糖来预防进一步的认知衰退，并在一定程度上处理认知衰退的病因。

本书并不是在强调运动干预如何强大，而是希望当其他干预方式实施受限或效果不乐观的时候，运动可以被作为一种有效的替代选择方式。因此，本书建议将运动作为"处方药"加入认知衰退的干预计划中。

一、运动与认知干预联合

运动与认知干预联合是较常见的组合方式。一篇综述发现，运动联合认知干预对认知衰退人群的一般认知功能、记忆力、执行功能、注意力和功能状态有显著改善作用。此外还有研究发现，联合干预的顺序可能对干预效果产生潜在影响，先进行运动干预会产生积极的干预效果（Law 等，2014）。这可能是运动释放 BDNF，进而使大脑更容易接受变化，使患者在之后的干预中获益更多。

二、运动与饮食联合

有研究指出（徐畅等，2014），运动可通过增加分子磷酸化水平影响突触蛋白Ⅰ和细胞核内转录因子环磷酸腺苷反应元件结合蛋白（cyclic adenylic acid response element，CREB）的激活状态，进而逆转高脂肪膳食对突触和行为可塑性的损害，扭转 BDNF 下降趋势。此外，高强度运动可削弱不合理膳食对记忆损害的程度，而适度运动会加速合理的膳食利用效率，两者协同延缓老年人认知衰退的效果更佳（图 2-3）。机体内稳态（能量代谢）对维持神经兴奋性和突触功能十分重要，线粒体内的能量代谢可以调节 BDNF 和 IGF-1 分子激活水平，BDNF 则借助 PI3K/Akt 和 Mtor/PI3K 信号通路激活学习和记忆通路，如丝裂原激活蛋白（MAP）激酶、钙调蛋白依赖性蛋白激酶Ⅱ（CaMKⅡ）和 CREB，对突触可塑性和海马神经功能实现保护作用。例如，合理的膳食结构可通过减少 Aβ 沉积、Tau 蛋白异常磷酸化及提高微小核糖核酸（miRNA）表达水平等路径对认知功能发挥正性作用。反之，不合理膳食摄入的高能量形成活性氧（reactive oxygen species，ROS），当活性氧水平超出细胞的缓冲能力后，氧化应激状态便对海马神经突触功能产生损害，而中、高强度的运动可消耗部分额外能量，增加氧化磷酸化水平和 CREB 激活状态，影响 BDNF 基因组蛋白 H3 乙酰化、DNA 甲基化和改变相关基因表达，一定程度上逆转上述负面效应。

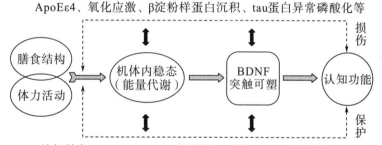

图 2-3　体力活动与膳食结构影响认知的交互机制

注：图片引自徐畅，周成林，马阳. 生活方式对延缓老年人认知功能衰退的研究［J］. 体育科学，2014，34（5）：35-44.

由此可见，运动通过与其他干预方式的联合，在改善认知方面似乎得到了"1+1>2"的效果，并且有着不可替代的优势，可以说运动是可逆性认知衰退（主观认知下降、轻度认知障碍）的有效干预手段。值得注意的是，在痴呆的治疗中，被认为可以使阿尔茨海默病治愈率达到 90% 的最新疗法 ReCode 疗法中，就将运动作为主要干预手段之一。

参考文献

ARRIETA H, REZOLA－PARDO C, KORTAJARENA M, et al. The impact of physical exercise on cognitive and affective functions and serum levels of brain－derived neurotrophic factor in nursing home residents: a randomized controlled trial [J]. Maturitas, 2020, 131: 72－77.

BARNES D E, KAUP A, KIRBY K A, et al. Traumatic brain injury and risk of dementia in older veterans [J]. Neurology, 2014, 83 (4): 312－319.

BIRKS J S, HARVEY R J. Donepezil for dementia due to Alzheimer's disease [J]. Cochrane Database Syst Rev, 2018, 6 (6): CD001190.

BORA E, YENER G G. Meta－analysis of social cognition in mild cognitive impairment [J]. J Geriatr Psychiatry Neurol, 2017, 30 (4): 206－213.

CHOI D, CHOI S, PARK S M. Effect of smoking cessation on the risk of dementia: a longitudinal study [J]. Ann Clin Transl Neurol, 2018, 5 (10): 1192－1199.

HARDMAN R J, KENNEDY G, MACPHERSON H, et al. A randomised controlled trial investigating the effects of Mediterranean diet and aerobic exercise on cognition in cognitively healthy older people living independently within aged care facilities: the lifestyle intervention in independent living aged care [J]. Nutr J, 2015, 14 (1): 53.

HSIEH S W, HSIAO S F, LIAW L J, et al. Effects of multiple training modalities in the elderly with subjective memory complaints: a pilot study [J]. Medicine (Baltimore), 2019, 98 (29): e16506.

KIM S, JEON S G, NAM Y, et al. Bilingualism for dementia: neurological mechanisms associated with functional and structural changes in the brain [J]. Front Neurosci, 2019, 13: 1224.

KUIPER J S, ZUIDERSMA M, VOSHAAR R C O, et al. Social relationships and risk of dementia: a systematic review and meta－analysis of longitudinal cohort studies [J]. Ageing Res Rev, 2015, 22: 39－57.

LAI N M, CHANG S M W, NG S S, et al. Animal－assisted therapy for dementia [J]. Cochrane Database Syst Rev, 2019, 2019 (11): CD013243.

LARA E, KOYANAGI A, OLAYA B, et al. Mild cognitive impairment in a Spanish representative sample: prevalence and associated factors [J]. Int J Geriatr Psychiatry, 2016, 31 (8): 858－867.

LAW L L, BARNETT F, YAU M K, et al. Effects of combined cognitive and exercise interventions on cognition in older adults with and without cognitive impairment: a systematic review [J]. Ageing Res Rev, 2014, 15: 61－75.

LI N, CHEN G, ZENG P, et al. Prevalence and factors associated with mild cognitive impairment among Chinese older adults with depression [J]. Geriatr Gerontol Int, 2018, 18 (2): 263－268.

LI Y, LUO H, YU Q, et al. Cerebral functional manipulation of repetitive transcranial magnetic stimulation in cognitive impairment patients after stroke: an fMRI study [J]. Front Neurol, 2020, 11: 977.

LIANG J H, LU L, LI J Y, et al. Contributions of modifiable risk factors to dementia incidence: a Bayesian network analysis [J]. J Am Med Dir Assoc, 2020, 21 (11): 1592-1599.

LIN R, CUI S, YANG J, et al. Effects of Tai Chi on patients with mild cognitive impairment: a systematic review and meta-analysis of randomized controlled trials [J]. Biomed Res Int, 2021, 2021: 5530149.

LIVINGSTON G, SOMMERLAD A, ORGETA V, et al. Dementia prevention, intervention, and care [J]. Lancet, 2017, 390 (10113): 2673-2734.

MAKIZAKO H, TSUTSUMIMOTO K, DOI T, et al. Exercise and horticultural programs for older adults with depressive symptoms and memory problems: a randomized controlled trial [J]. J Clin Med, 2019, 9 (1): 99.

MARTÍNEZ-LAPISCINA E H, CLAVERO P, TOLEDO E, et al. Mediterranean diet improves cognition: the PREDIMED-NAVARRA randomised trial [J]. J Neurol Neurosurg Psychiatry, 2013, 84 (12): 1318-1325.

MCSORLEY V E, BIN Y S, LAUDERDALE D S. Associations of sleep characteristics with cognitive function and decline among older adults [J]. Am J Epidemiol, 2019, 188 (6): 1066-1075.

MELES S K, PAGANI M, ARNALDI D, et al. The Alzheimer's disease metabolic brain pattern in mild cognitive impairment [J]. J Cereb Blood Flow Metab, 2017, 37 (12): 3643-3648.

NG T K S, FAM J, FENG L, et al. Mindfulness improves inflammatory biomarker levels in older adults with mild cognitive impairment: a randomized controlled trial [J]. Transl Psychiatry, 2020, 10 (1): 21.

PENDLEBURY S T, POOLE D, BURGESS A, et al. APOE-ε4 genotype and dementia before and after transient ischemic attack and stroke: population-based cohort study [J]. Stroke, 2020, 51 (3): 751-758.

SCHERER R X, SCHERER W J. US state correlations between oral health metrics and Alzheimer's disease mortality, prevalence and subjective cognitive decline prevalence [J]. Sci Rep, 2020, 10 (1): 20962.

SMART C M, SEGALOWITZ S J, MULLIGAN B P, et al. Mindfulness training for older adults with subjective cognitive decline: results from a pilot randomized controlled trial [J]. J Alzheimers Dis, 2016, 52 (2): 757-774.

SUNGKARAT S, BORIPUNTAKUL S, CHATTIPAKORN N, et al. Effects of Tai Chi on cognition and fall risk in older adults with mild cognitive impairment: a randomized controlled trial [J]. J Am Geriatr Soc, 2017, 65 (4): 721-727.

TSAKOS G, WATT R G, ROUXEL P L, et al. Tooth loss associated with physical and cognitive decline in older adults [J]. J Am Geriatr Soc, 2015, 63 (1): 91—99.

YUAN C, FONDELL E, BHUSHAN A, et al. Long—term intake of vegetables and fruits and subjective cognitive function in US men [J]. Neurology, 2019, 92 (1): e63—e75.

葛婷爱, 周逸丹, 王赛英, 等. 老年高血压患者合并脑血管血流动力学异常对轻度认知功能障碍的影响 [J]. 中华高血压杂志, 2018, 26 (6): 582—585.

徐畅, 周成林, 马阳. 生活方式对延缓老年人认知功能衰退的研究 [J]. 体育科学, 2014, 34 (5): 35—44.

第三章　运动促进大脑健康的机制

第一节　运动与大脑衰老

一、大脑衰老的神经生物学机制

随着人体慢慢变老，细胞会逐渐失去适应压力的能力，原本负责生产蛋白质、清除有害废物的基因停止工作，由此导致了细胞的死亡，这种情况称为细胞凋亡（为维持内环境的稳定，由基因控制的细胞自主而有序的死亡）。随着凋亡细胞越来越多，免疫系统被激活并释放白细胞和其他因子来清除凋亡的细胞，由此产生炎症。如果炎症逐渐转为慢性就会产生更多有害蛋白质，这都与阿尔茨海默病有直接关系。

神经活动需要信号刺激才能实现，而神经元则起着传递信号的作用。因此，神经活动的减弱会使神经元发生生理性萎缩和枯竭。神经系统的信号网络在发育过程中会建立各种新的联系，并不断地进行自我更新和调整，以便在有足够的刺激时能促进新神经回路的扩展。但当神经元由于分子压力而逐渐损耗后，会导致大脑内突触损毁，神经元间失去连接。若损毁的突触数量超过新生的突触，轻度认知障碍、阿尔茨海默病和帕金森病等心理和生理功能障碍就可能会由此产生。综上所述，认知衰退和所有神经退行性疾病都是由神经元功能障碍而引发的，是神经信号网络之间的联系中断导致的。

神经中轴突活动减少、树突的退化及滋养大脑的毛细血管的萎缩，会限制脑内的血流量；同时，如果大脑内经常供血不足，也会导致毛细血管萎缩，树突也会随机发生萎缩，这是一个互相影响的过程。随着我们逐渐变老，BDNF 和 VEGF 等有滋养作用的神经营养因子也越来越少，而且神经递质多巴胺的产量也会减少，并逐渐损害身体的运动功能。与此同时，海马内新的神经元也越来越少，从 70 岁开始，任何疾病都会加速这个过程。大脑是认知功能的基础，随着年龄的增长，大脑结构和功能变化使认知功能下降，导致老年人日常生活中的基本能力受到限制。

二、运动延缓大脑衰老的机制与效果

老年人衰老的大脑更易受到损害，但是，任何能促进大脑健康的办法对老年

人大脑产生的作用都要比年轻人更为显著。年轻时开始运动同样很重要，这可使年老时能拥有一个更健康的大脑。运动对于促进大脑健康具有多方面的积极作用，适用于全年龄段的人，因此，运动不仅是"预防药"，还是"解毒药"，是促进大脑健康的良方。

几十年来，运动处方已成为干预大脑衰老的有效策略。单独运动治疗和运动联合其他治疗都有良好的效果。运动作为一种非药物治疗，在无毒、低成本和普遍应用方面具有很大优势。

（一）运动增强大脑可塑性

大脑可塑性，即神经可塑性，是大脑对学习、训练和环境刺激进行结构和功能重组的能力，它是神经系统的重要生理特性。大脑可塑性包括宏观层面的皮质厚度、灰质体积、白质纤维连接强度和方向的变化，细胞水平的神经元和突触形态改变，分子水平刺激后胞内信号和核内基因转录的变化，涉及大脑的结构和功能。老年人脑结构异常和功能下降是其认知功能下降的主要原因，因此能够参与大脑可塑性的机制被认为对认知功能也起作用，目前许多研究都证实了适度的运动可以增强大脑可塑性。

BDNF 和突触的可塑性是大脑可塑性的重要机制，BDNF 能够滋养神经元并促进神经元存活和再生。研究发现，帕金森病和阿尔茨海默病患者血液中的 BDNF 水平明显降低。此外，突触数量的减少和大脑神经组织的数量和功能的下降和减退也会影响大脑可塑性。

1. 运动改善大脑结构和功能

当大脑衰老产生认知障碍时，大脑的海马结构和功能会发生相应的改变。一项 Meta 分析发现，阿尔茨海默病患者的平均年海马萎缩率为 4.66%，而健康人群只有 1.41%。运动对老年人脑结构的影响主要体现在海马体积的增加。

近年来的研究证实，有氧运动和抗阻运动对海马体积的改善有着积极作用。有研究发现帕金森病患者在接受为期 6 周的运动计划后，其左侧海马体积明显增加。特别是其海马齿状回（dentate gyrus, DG）区域的效应最为显著（此区是记忆提取的关键脑区）。另外有学者团队还观察到，在老年女性中，每天进行 50～80 分钟、每周 3 次、共 24 周的抗阻运动后，海马体积也有了显著增加。此外，还有研究发现在 12 周的渐进性持续有氧运动后的小鼠海马脑片中观察到了组织良好的神经元和胶质细胞，以及富含神经小管和神经丝的神经突起。

目前，大量研究中发现有氧运动、舞蹈、抗阻运动、运动联合认知干预等方式都能改善大脑的功能，尤其是老年人的认知功能。例如，有研究发现 12 周的跑步机运动干预改善了轻度认知障碍患者的听觉词汇学习测试表现、词汇联想测试表现、工作记忆和语言的流畅性；中等强度的有氧运动（相当于个人目标心率储备的 65%～75%）可改善老年人的认知功能，包括注意力、识别、决策和记忆。记忆力下降的老年女性进行每周 2 次、持续 6 个月的抗阻运动后，她们的选择性注意力、冲突解决能力、联想记忆等都得到了改善。

2. 运动提高 BDNF 水平

BDNF 是运动与认知功能间的核心且关键的调节因子。它在海马中表达，由谷氨酸能神经元和胶质细胞释放，与认知功能密切相关。BDNF 可以促进大脑运动单位的轴突发芽和新分支的生长，增强相邻存活神经元的新分支的生长，促进神经肌肉触点周围关键结构的生成，以恢复肌肉－神经元的通信。BDNF 在海马突触长时程增强（long－term potentiation，LTP）中发挥重要作用。长时程增强是突触效能的长期增强，是学习和记忆的基础。BDNF 还有助于神经发生和神经元存活。越来越多的证据表明，BDNF 信号的缺陷与几种主要的认知障碍疾病的发病机制有关。

BDNF 在人类的大脑、肌肉和血液系统中产生，运动后外周 BDNF 水平升高，可能从肌肉当中释放。在动物实验中，运动后海马区域 BDNF 水平和信使 RNA（mRNA）表达均出现了增加。在小鼠中，运动通过增殖物激活受体 γ 共激活因子 1－α（proliferator－activated receptor γ coactivator 1－alpha，PGC－1α）/纤维连接蛋白Ⅲ型结构域蛋白 5（fibronectin type Ⅲ domain－containing 5，FNDC5）信号通路诱导海马 BDNF 增加。同时，运动可以通过激活海马 PGC－1α/FNDC5/BDNF 信号通路来延缓小鼠脑衰老所导致的认知障碍。

BDNF 主要通过与受体原肌球蛋白相关激酶 B（neurotrophin receptorkinase B，TrkB）结合，形成 BDNF/TrkB 复合物内化到神经元当中。TrkB 是一种单通道的Ⅰ型膜蛋白，可通过配体结合并入核内体。BDNF 与 TrkB 结合，引起 TrkB 的同源二聚化和磷酸化，募集含有 PH 和 SH2 结构域的蛋白，再通过募集的信号中间体来启动不同的细胞内信号级联并激活 3 个主要的下游信号通路，包括磷脂酰肌醇 3－激酶（phosphoinositide 3－kinase，PI3K）、丝裂原活化蛋白激酶（mitogen－activated protein kinase，MAPK）和磷脂酶 Cγ（phospholipase Cγ，PLCγ）的细胞内级联（图 3－1）。通过激活这些细胞内信号通路，实现运动抵抗中枢神经系统的认知障碍过程。PI3K 通过激活下游蛋白激酶 B（Akt）调节神经元的生长和存活；PLCγ 介导的信号通路通过下游蛋白激酶 C（protein kinase C，PKC）信号调节突触可塑性；MAPK 信号通路主要调控神经元分化和神经突触。RAS 信号通路是 MAPK 的下游，可以调节多种细胞功能。RAS 通过 GDP－GTP 交换因子与鸟苷三磷酸（guanosine triphosphate，GTP）结合。RAS 活性还受到一系列细胞外信号调节蛋白激酶（extracellular regulating kinase，ERK）－蛋白激酶依赖的负反馈回路的调节。负反馈调节协调了 RAS－RAF－MEK－ERK 信号通路的动态行为。大量实验证明了 BDNF/TrkB 信号通路在改善认知功能方面的作用。

国内有研究显示跑步可以通过上调血清 BDNF 及其受体 TrkB 来增强健康雄性大鼠的学习记忆能力。还有研究发现短期的跑步增加了 C57BL/6J 小鼠海马中 BDNF 的外显子Ⅰ mRNA 和Ⅳ mRNA 水平，单一运动形式以强度依赖性方式增加了 BDNF 的外显子Ⅳ mRNA 水平。不仅如此，运动还可以提高 C57BL/6J 小鼠的 BDNF 水平，进一步降低 β 淀粉样前体蛋白裂解酶 1（beta－site amyloid precursor protein cleaving enzyme 1，BACE1）的活性，促进 Aβ 的减少。因此，运动后前额叶皮质和海马中 BDNF 的增加和 BACE1 的减少可能在一定程度上逆转了阿尔茨海默病小鼠的病理性 Aβ 沉积。这些结果表明了运动可以作用于 BDNF 的转录和翻译，从而通过相关信号通路对抗认知障碍。

此外，有一些研究还揭示了其他的机制。例如，抗阻运动可以通过激活海马 BDNF/ERK/CaMKⅡ/CREB 信号通路的磷酸化来抑制链脲佐菌素诱导的阿尔茨海默病小鼠空间记忆的缺陷；有一些研究人员提出，运动增加脑组织中 BDNF 水平的机制可能是释放内源性组蛋白去乙酰化酶（histone deacetylase，HDAC）抑制剂。运动引起肝脏代谢改变，由脂肪酸经过 B－氧化生成的 B－羟丁酸（D－β－hydroxybutyrate，DBHB）增多，从而通过循环系统到达海马。DBHB 可增加海马组蛋白乙酰化酶（histone acetyltransferase，HAT）活性，降低 HDAC 活性。因此，HAT 与 HDAC 的比值增加导致 HDAC2/3 与 BDNF 启动子的结合减少，有利于 BDNF 的转录和表达。

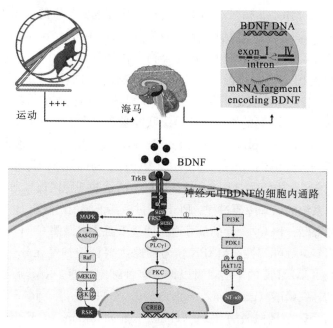

图 3－1　运动提高 BDNF 水平的机制

注：图片引自 LU Y, BU F Q, WANG F, et al. Recent advances on the molecular mechanisms of exercise – induced improvements of cognitive dysfunction ［J］. Transl Neurodegener，2023，12（1）：9.

3. 运动改善突触可塑性

神经元突触网络是记忆形成和保持的基础，大脑区域控制的认知功能越高，它们所包含的突触越多。突触可塑性包括突触前可塑性、突触间隙可塑性和突触后可塑性，突触可塑性在很大程度上依赖于突触和可塑性蛋白数量，如突触结合蛋白和突触后致密蛋白。突触结合蛋白主要调节突触囊泡运输和神经递质的释放，而突触后致密蛋白主要稳定 N－甲基－D－天冬氨酸（N－methyl－D－aspartate，NMDA）受体和氨甲基膦酸（aminomethyl phosphonic acid，AMPA）受体并将其转运到突触后膜。NMDA 受体和 AMPA 受体是两种主要的离子型受体，在突触后部位选择性捕获神经递质。研究发现，自主运动或跑轮运动可增强健康大鼠海马齿状回区域的长时程增强。同时，健康个体或阿尔茨海默病患者中，Aβ 的积累会改变 NMDA 受体 C 端结构域的构象及其与蛋白磷酸激酶 PP1 的相互作用，使兴奋性突触、长时程增强和神经传递受到抑制。

一项阿尔茨海默病小鼠运动实验表明，跑步机运动可使阿尔茨海默病小鼠的突触数量增加、突触结合蛋白表达增加、轴突长度增加、树突复杂度增加、树突棘数量增加，甚至可使这些参数恢复到正常对照组小鼠的水平。因此有研究者认为，运动可以减轻突触后可塑性的损害。另一项阿尔茨海默病小鼠运动实验表明，间歇有氧运动结合跑步和游泳可以改善神经发生和认知行为。因此，运动被认为可以改善突触可塑性，从而影响大脑神经元信息交换网络。

（二）运动促进线粒体健康

线粒体功能的损伤是导致大脑衰老的机制之一。神经元能量需求大，高度依赖线粒体功能，因此线粒体能够直接影响神经元的发育、功能和存活。脑内线粒体损伤会引起生物能缺乏、细胞内钙调节失调和氧化应激，导致神经元异常凋亡。具体来说就是，线粒体在生物氧化和能量转换过程中会产生活性氧，当活性氧的产生与机体抗氧化防御系统不平衡时会引起线粒体氧化应激，继而导致线粒体能量代谢失调、损伤，促进神经退行性疾病的发生发展。同时，线粒体还在成年人神经可塑性中起关键作用。例如，在早期神经元分化过程中，线粒体通过缓冲胞质 Ca^{2+} 从而促进轴突微管聚合来调节轴突的分化和生长。线粒体质量控制的途径有很多，如错误折叠的线粒体蛋白的降解、线粒体分裂和融合，以及受损线粒体的吞噬和降解。此外，线粒体功能损伤还是神经退行性疾病的早期病理标志。

运动已经被证实可以促进线粒体的生物发生，维持神经元线粒体的平衡，减少线粒体损伤，同时减少由其导致的过度氧化应激，促进 ATP 的产生。同时，运动还可以通过调节线粒体的动力学（融合/分裂）和自噬来促进大脑中的线粒体健康。

1. 运动促进线粒体生物发生

研究表明，运动可以通过诱导转录共激活因子过氧化物酶体 PGC－1α、MAPK 和沉寂信息调节因子（silent information regulator 1，SIRT1）的表达来促进线粒体生物发生。

PGC－1α 是一种参与线粒体生物发生和抗氧化防御调节的转录辅激活因子，一旦被激活，PGC－1α 就会激活核呼吸因子 1/2（nuclear respiratory factor－1/2，NRF1/2）和随后的线粒体转录因子 A（mitochondrial transcription factor A，Tfam）。PGC－1α－NRF1/2－Tfam 信号通路的激活可促进线粒体 DNA 和蛋白质的合成，并产生新的线粒体。

MAPK 是一种细胞内能量状态传感器，通过调节合成代谢和分解代谢途径来维持能量的储存。在人体运动和肌肉收缩的过程中，MAPK 会被激活，因此 MAPK 被认为是运动中调节肌肉代谢和骨骼肌对运动适应的重要信号分子。

SIRT1 可通过调控包括 PGC－1α 在内的多个转录因子激活能量代谢、神经发生和线粒体质量控制。一项动物研究表明，8 周的跑步机运动提高了帕金森病小鼠 SIRT1 和 PGC－1α 的表达，减少了 α－突触核蛋白沉积水平，同时还提高了线粒体生物发生标志物、抗氧化酶及线粒体自噬关键因子的水平。这些结果表明，慢性有氧运动可能通过 SIRT1/PGC－1α 增加线粒体生物发生和自噬反应，减少神经退行性疾病中的异常蛋白沉积，从而改善认知功能。

2. 运动调节线粒体动力学

线粒体动力学是指在相关蛋白质的调控下，线粒体不断进行动态融合及分裂，从而完成其形态的动态变化，进而维持线粒体网络结构整体稳定性的过程。线粒体融合主要由前融合蛋白视神经萎缩 1/2（optic atrophy，Opa1/2）和线粒体融合蛋白 1/2（mitofusin 1/2，Mfn1/2）介导，通过促进线粒体内外膜的融合，扩大线粒体网络的范围。线粒体分裂是由线粒体分裂因子和分裂蛋白 1 介导的，它们将动力相关蛋白 1（dynamin－related protein 1，Drp1）募集到线粒体内外膜中，分离功能障碍的线粒体片段，并被自噬溶酶体降解。动物实验发现，运动的帕金森病小鼠，其融合蛋白 Mfn1/2 和 Opa1/2 表达增加，而切割蛋白 Drp1 的表达降低。这些结果表明运动诱导的线粒体动力学有利改变可能有助于增加线粒体可塑性。

3. 运动调节线粒体自噬

线粒体损伤后常通过自噬来清除。自噬通过 3 种方式诱导：①泛素介导的线粒体吞噬，包括 PTEN 诱导激酶 1（PTEN－induced kinase 1，PINK1）－

Parkin（一种 E3 泛素连接酶）依赖的吞噬作用；②线粒体内外膜受体介导的线粒体吞噬作用；③脂质介导的线粒体吞噬作用。线粒体功能障碍会造成大脑衰老及认知障碍，因此，清除功能障碍的线粒体对于维持正常的神经元功能非常重要。

运动干预认知障碍性疾病的有益作用主要是通过 PINK1/Parkin 信号通路实现。PINK1 首先在线粒体内外膜上积累，这是由受损线粒体的膜电位损失引起的。稳定的 PINK1 将 Parkin 收集到膜上，然后 PINK1/Parkin 将线粒体内外膜上的底物泛素化以激活自噬机制。可以激活 PINK1/Parkin 信号通路的运动介质可能是烟酰胺腺嘌呤二核苷酸（nicotinamide adenine dinucleotide，NAD）。NAD 是 SIRT 的重要辅因子。运动可以显著增加细胞内 NAD/NADH 比值，导致大脑中 SIRT1 表达增加。NAD－SIRT1 信号作用于线粒体叉头框蛋白 O1（FOXO1），介导 FOXO1 去乙酰化，进而激活 PINK1/Parkin 信号通路，导致线粒体分裂，激活线粒体的自噬。

（三）运动促进细胞因子释放

最新研究发现，骨骼肌与大脑之间有联系，骨骼肌被认为是身体的一个分泌器官，可释放各种细胞因子进入循环系统，与身体其他器官进行沟通。运动可以促进外周组织器官（包括骨骼肌）分泌细胞因子和激素分子，并通过血－脑屏障（brain－blood barrier，BBB）作用于大脑内的神经元，进而促进神经营养因子的分泌，减轻免疫炎症反应，减轻脑组织的应激，提高突触可塑性和对神经元的保护作用。这些因子主要包括鸢尾素、聚集素（clusterin，CLU）和糖基磷脂酰肌醇特异性磷脂酶 D1（glycosylphosphatidylinositol－specific phospholipase D1，GpLD1，一种肝源性因子）。

1. 鸢尾素

鸢尾素是 *FNDC5* 基因编码的一种肌因子。鸢尾素循环水平的提高可促进骨骼肌质量和有氧能力增加。最近的研究发现，运动可通过 FNDC5/鸢尾素改善认知功能，且 FNDC5/鸢尾素对运动的刺激表现出高度的敏感。例如，在阿尔茨海默病小鼠中，提高大脑 FNDC5/鸢尾素水平可以改善突触可塑性和记忆缺陷。运动后鸢尾素通过血－脑屏障到达中枢神经系统，激活 MAPK/ERK 和 cAMP/PKA/CREB 信号通路，促进神经元中 BDNF 的表达。国内学者发现鸢尾素增加了大脑动脉闭塞的小鼠中磷酸化 Akt 和 ERK1/2 的水平。当 ERK1/2 表达被特异性抑制剂阻断后，鸢尾素的神经保护作用便会消失。这些结果表明，鸢尾素可能通过 MAPK/ERK 信号通路发挥其神经保护作用。MAPK/ERK 的磷酸化激活了细胞核内大量与认知相关的活性调节基因的诱导，从而促进神经元网络的形成和成熟、神经元存活以及成熟网络内的可塑性修饰；同时还会启动海马的转录过程。还有研究表明，运动通过改变 ERK 修饰和控制 MAPK/ERK 信号通路来调节神经发生和脑免疫活动。

研究发现，鸢尾素激活了阿尔茨海默病小鼠皮质片中的 cAMP/PKA/CREB 信号通路，该信号通路可通过抑制内源性 Tau 蛋白的转录和表达，参与调节认知障碍、调节神经可塑性、预防记忆功能障碍的分子机制。运动通过提高小鼠外周 cAMP 和 CREB 水平来促进神经递质的释放及调节海马区 BDNF 基因的表达，从而促进神经生长。进一步的分子研究证据表明，Akt/CREB/BDNF 信号通路磷酸化增加，海马神经元凋亡减少。动物实验发现，在创伤性脑损伤小鼠中，跑步机运动抑制了海马中 CREB 的磷酸化，并增加了 CREN/p-CREB 比值。

近年来，越来越多的细胞因子被发现参与了骨骼肌与大脑的交互作用。组织蛋白酶 B（cathepsin B，CTSB）是一种肌肉分泌因子，在骨骼肌-脑轴中是运动对认知影响的中介因子；同时，应用重组 CTSB 可增强成年海马细胞 BDNF 和双皮质素的表达。此外，运动诱导的 apelin 也已被证明对肌少症有益。有证据表明，apelin-13 是 apelin 的活性形式，可在多种病理过程中抑制神经炎症，改善认知功能。一项动物研究发现，apelin-13 上调海马的糖皮质激素受体水平和促进核转位。运动还可以增强骨骼肌中犬尿氨酸的清除，对大脑有益。

2. CLU

CLU 是一种存在于血浆中的多功能糖蛋白，其水平升高可减少海马的炎症，有利于防止认知功能的下降。一项研究发现，从主动跑步的小鼠中收集的"运动血浆"注射到不运动的小鼠体内，可促使神经炎症基因的基线表达减少。同时还发现运动后特异性细胞因子如 CLU、糖蛋白色素上皮衍生因子（pigment epithelium - derived factor，PEDF）和白血病抑制因子受体（leukemia inhibitory factor，LIFR）的水平升高。而当小鼠进一步注射不含 CLU、PEDF 或 LIFR 的"运动血浆"时，抗炎因子的基因表达和蛋白水平在 CLU 缺陷小鼠中显著降低。还有研究发现，长时间的运动干预可使轻度认知障碍患者的血浆 CLU 水平升高，认知功能和记忆得到改善。LRP8 又称 APOER2，是 CLU 的受体，在脑内皮细胞和神经元中表达最高。这表明升高的 CLU 可能通过 LRP8 受体与脑内皮细胞结合，从而改善大脑功能。此外，CLU 对阿尔茨海默病也具有重要作用，包括 Aβ 聚集和清除、神经原纤维缠结和 Tau 蛋白磷酸化。De Retana 等（2019）对 14 月龄的 APP23 转基因小鼠进行了 1 个月的亚慢性静脉 CLU 治疗后发现，CLU 可以阻止 Aβ 在脑动脉中的积累并诱导 Aβ 的减少。Wojtas 等（2020）发现，在 Tau 蛋白病理的背景下，CLU 对焦虑行为有显著的影响。这些研究说明了 CLU 在改善老年人认知障碍或者神经退行性疾病的认知障碍方面可起到一定作用。

3. GpLD1

GpLD1 可以通过糖基化磷脂酰肌醇（glycosylphosphatidylinositol，GPI）裂解固定在细胞膜上的重要蛋白。裂解后的蛋白质从细胞表面释放出来，发挥不同的生物学功能。既往研究发现，GpLD1 通过裂解甘油三酯、蛋白聚糖、癌胚抗原等，在慢性肝病、糖尿病、癌症等的病理过程中发挥有益作用。

Horowitz 等（2020）在一项动物研究中发现，把运动的年轻小鼠血浆通过静脉注射的方式转移到老年小鼠中，可使老年小鼠的海马 BDNF 水平升高，神经生长增加。该研究表明正是血浆中运动诱导的循环血液因子 GpLD1 改善了老年小鼠大脑的再生能力和认知功能。

此外，最近的研究还发现，骨骼肌应激诱导的蛋白酶体适应性反应对脑内蛋白质质量控制也很重要，其可以减少与年龄相关的蛋白酶体底物积累。NADPH 氧化酶也能防止大脑老化和氧化应激。还有研究发现，肝脏代谢物通过增强运动后大脑中突触相关 RNA 甲基化来调节前额叶皮质突触活动，从而防止焦虑样表型的发生。总之，运动可以刺激包括骨骼肌在内的身体器官，从而分泌作用于脑组织的特定因子。

（四）运动改善大脑代谢

葡萄糖是大脑内主要的能量供给者，酮体和乳酸则提供一小部分能量。正常的能量代谢有利于改善认知功能，延缓大脑衰老。葡萄糖在神经递质合成和再循环等多种神经过程中发挥重要作用，影响信息传递和突触重塑等过程。神经退行性疾病患者的脑区存在糖代谢异常。例如，在阿尔茨海默病患者的海马、下丘脑、纹状体和岛叶皮质中就出现了葡萄糖代谢降低。

1. 葡萄糖代谢

脑组织对葡萄糖的利用包括葡萄糖转运和细胞内葡萄糖分解代谢。有假说认为，脑内葡萄糖分解代谢受损引起的各种致病级联反应可能导致神经元变性，引起认知障碍。葡萄糖主要通过葡萄糖转运蛋白（glucose transporter，GLUT）转运至各脑细胞，其中 GLUT1 主要分布于血-脑屏障内皮细胞，GLUT3 集中于神经元轴突和树突，两者都是介导神经元葡萄糖摄取的重要途径。一项研究表明，运动可增强中枢神经系统中 GLUT1 和 GLUT3 的表达，并改善空间学习和探索能力。运动也通过抑制 HDAC4 和上调 GLUT1 表达改善糖代谢。

2. 胰岛素抵抗

运动可以促进胰岛素穿过血-脑屏障进入脑组织，并改善其与脑内血管的结合。胰岛素/PI3K/Akt 是脑内胰岛素传递的重要信号通路，维持葡萄糖稳态和代谢。运动可通过减轻脑内胰岛素抵抗，激活 PI3K/Akt 信号通路，抑制糖原合成酶激酶-3β（glycogen synthase kinase-3，GSK-3β）下游激活。GSK-3β 可导致神经元功能破坏和突触损伤，抑制 GSK－3β 可以激活线粒体溶酶体，从而及时清除突变型亨廷顿蛋白的毒性聚集物。

3. 小胶质细胞

小胶质细胞的葡萄糖代谢对于维持大脑的正常认知功能十分重要，在消除大脑内异常蛋白聚集方面发挥关键作用。TREM2 是一种细胞表面跨膜糖蛋白，在小胶质细胞中高度表达，其通过与 DNAX 激活蛋白 12/10 结合介导细胞内信号传导，发挥促进 SYK（Tyr525/526）磷酸化，调节钙动员、mTOR 信号通路、AMPK 信号通路等作用，同时也是小胶质细胞相关的突触可塑性调节所必需的，并参与小胶质细胞与其他细胞之间的通信。有研究认为，小胶质细胞通过 TREM2 信号通路参与运动后突触可塑性的改善，从而改善认知功能。在阿尔茨海默病小鼠中，长期自主运动后小胶质细胞的数量、突起长度和终点都增加，GLUT5、磷酸化 SYK 蛋白水平也增加。并且研究人员发现运动组小鼠的小胶质细胞中有更多的 TREAM2 表达。此外，与静止组小鼠相比，运动组小鼠海马中 TREM2 水平显著升高，而血浆中 TREM2 水平显著降低。这些结果表明，运动上调了阿尔茨海默病小鼠海马中的 TREM2 蛋白，减少 TREM2 的脱落，阻止 TREM2 释放到血液中。

（五）运动调节肠道菌群

肠道菌群与肥胖、糖尿病、心血管疾病和阿尔茨海默病等相关，已经成为一系列代谢性疾病防控的新方向。神经退行性疾病常伴有肠道菌群的失调和肠屏障的破坏。不健康的肠道会导致异常的神经炎症和氧化应激，这可能是大脑衰老和认知障碍的机制。

1. 肠和脑之间的调节剂——嗜黏蛋白阿克曼菌

嗜黏蛋白阿克曼菌（*Akkermansia muciniphila*，AKK）是在神经退行性疾病中产生有益作用的菌属。在认知障碍的病理过程中，AKK 丰度下降。Blacher 等（2019）发现注射 AKK 小鼠的认知功能得到改善。同时，Laura 等（2021）观察到 AKK 在进行性多发性硬化的早期病程中代偿性增加，与失能症状成负相关。Ou 等（2020）在阿尔茨海默病小鼠中证明了 AKK 对认知缺陷和 Aβ 病理的保护作用。AKK 治疗对认知功能的改善作用可以归因于代谢紊乱的修复，并同时减少 Aβ 的病理损害。在最近的一项研究中，将 APP/PS1 阿尔茨海默病小鼠和野生型小鼠进行跑步机运动，每天 45 分钟，每周 5 天，持续 12 周，其中连续 8 周逐渐增加运动负荷，4 周保持恒定负荷。结果表明，与静止组小鼠相比，跑步机运动丰富了基因敲除小鼠和野生型小鼠的肠道微菌群组成。

2. 肠道屏障

神经退行性疾病常伴有紧密连接蛋白基因表达抑制，紧密连接蛋白 ZO－1、

Occludin、Claudin 水平降低。肠上皮受损，微绒毛稀疏，细胞旁间隙增宽，导致肠道通透性增加。当肠屏障和血－脑屏障被破坏时，肠道菌群的产物，如脂多糖（lipopolysaccharide，LPS）和 Aβ 会通过屏障渗漏到脑组织，导致炎症反应的激活。研究证实，脑内 LPS 会激活神经元内的 Toll 样受体 4（Toll－like receptor 4，TLR4）/髓样分化初级反应蛋白 88（myeloid differentiation primary response protein，MyD88）/核因子 κB（nuclear factor kappa－B，NF－κB）信号通路，导致 MyD88、p－IκB－α 和 NF－κB 表达升高，IκB－α 表达降低。NF－κB 可刺激小胶质细胞由 M1 型向 M2 型转变。M2 型小胶质细胞又称阿米巴样小胶质细胞，具有抗炎和神经保护功能，产生肿瘤坏死因子（tumor necrosis factor α，TNF－α）、白细胞介素（interleukin，IL）－1β、IL－6 等抗炎细胞因子，从而激活诱导型一氧化氮合酶（iNOS）和 COX2 的表达。Ning 等（2017 年）通过腹腔注射 LPS 观察小鼠神经炎症和凋亡的诱导。结果显示，给药后8小时，小鼠脑组织中 TNF－α、IL－1β、MDA 和活性氧水平升高，CA1、CA3 和大脑皮质神经元数量减少。

　　运动可能通过维持正常的肠黏膜和肠屏障发挥神经保护作用。Campbell 等（2016）报道，12 周的主动跑轮运动改善了小鼠的肠上皮膜完整性，减少了肠道炎症，增加了微生物多样性。Shin 等（2020）的最近研究发现，4 周的跑步机运动（第 1 周 12m/min，30min/d，每周增加 2m/min）导致 C57BL/6J 小鼠紧密连接蛋白 Claudin－1 和 Occludin 的表达增加，血清 LPS 水平降低。这表明平板运动可以增加老鼠紧密连接蛋白的表达，保护肠道屏障的通透性，维持肠道环境的稳定。由此可见，运动对维持肠道菌群和肠道屏障稳定性均有作用，并通过肠－脑轴对认知功能产生有益影响。

　　综上所述，运动延缓大脑衰老的机制是复杂的（图 3－2）。大脑可塑性是运动的直接目标。运动可以通过神经营养因子和突触可塑性增强大脑可塑性；线粒体在神经元中发挥基本功能，线粒体维持直接影响神经元的发育、功能和存活，运动可在一定程度上保持线粒体的健康，改善大脑的氧化应激状态，减少促炎因子的产生；运动还可通过降低胰岛素抵抗来维持新陈代谢，为神经元活动提供能量基础；此外，近年来肠－脑轴也是运动改善大脑衰老机制研究的热点，肠道菌群和大脑衰老之间的联系不断被研究。尽管近年来在分子机制方面取得了重大进展，但仍需要更深入的研究。

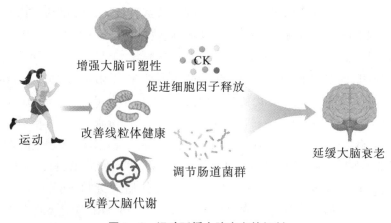

图 3-2 运动延缓大脑衰老的机制

三、运动有助于应对大脑衰老带来的挑战

大脑内神经元不断凋亡、脑容量逐年缩小、大脑的结构和功能改变、神经营养因子水平下降、线粒体功能障碍、大脑代谢降低等，都是大脑衰老的主要因素。同时，随着年龄的增长，大脑衰老的程度不断加深，最终给老年人带来的最直接也是最严重的问题就是一系列老年神经系统疾病、后天性脑损伤和心理障碍。全世界众多的老年人正在遭受着由大脑衰老导致的各种疾病。步入 60 岁后，患神经退行性疾病的风险会越来越高，因此，我们需要去应对大脑衰老带来的健康问题。

值得庆幸的是，运动正是一剂良方，有助于治疗大脑衰老导致的神经退行性疾病及后天性脑损伤，同时也有助于治疗心理障碍。运动疗法给神经退行性疾病和后天性脑损伤带来的直接积极的影响是众所周知的，近年来不少研究都证明了运动疗法在该方面的有效性。对于已患有阿尔茨海默病的老年人，运动可以使其短期内认知功能得到改善，还有助于控制精神行为症状和维持良好的情绪。对于帕金森病患者，运动同样可以改善认知功能，甚至可以改善运动、平衡能力，显著提高生活质量。

运动也有助于治疗心理障碍。抑郁症是引发阿尔茨海默病的风险因素，它对大脑中的海马有破坏作用。所以预防和治疗心理障碍，就是在保护我们的大脑。而运动一直都是治疗抑郁症的有效方法。很多研究都表明进行运动或运动联合抗抑郁药对减轻抑郁症状有着显著作用。除此之外，运动对其他的心理障碍如焦虑症、创伤后应激障碍、强迫症、社交焦虑障碍和恐惧症等也有积极影响。

第二节　运动与轻度认知障碍

一、轻度认知障碍的发展与特点

仔细想想，自己或身边的人是否经历过这种时刻：某些词到了嘴边却无论如何说不出来。这是因为记忆的搜索引擎——前额叶皮质无法想起它。此时大脑内的海马会帮助你进行联想来努力唤起你的记忆，但是却很难回忆起潜意识里曾经发生的事情。而大部分老年人都会遇到这种情况，这就是轻度认知障碍。

20世纪80年代后期，研究衰老和痴呆的临床研究人员偶然观察到了衰老和痴呆之间的中间阶段，这个阶段被定义为轻度认知障碍。轻度认知障碍一词最早由纽约大学的 Reisberg 及其同事使用，他们根据总体衰退量表（global deteriorate scale，GDS），将轻度认知障碍的 GDS 评分阈值定为 3 分。轻度认知障碍患者的认知障碍高于其所在年龄段的平均水平，但在其他方面功能独立，不符合普遍接受的痴呆诊断标准。值得注意的是，轻度认知障碍对每个人的影响程度不同。

轻度认知障碍并不一定会加重，但不采取控制措施的话，很大可能会发生恶化。对大脑来说，社交孤立和运动过少会助长细胞的死亡，并由此导致大脑的萎缩。这种萎缩大多发生在额叶和颞叶。颞叶通过与海马的紧密连接，记录词汇和正确的名称，同时帮助人们形成长时记忆。一旦前额叶皮质消失，会有更高级的认知功能消失。

二、改善轻度认知障碍的意义

如果轻度认知障碍进一步恶化，很大可能会导致痴呆，其中阿尔茨海默病是最常见的痴呆。阿尔茨海默病会带来很多破坏性的后果，尤其是巨大的社会经济负担。一项研究显示，在1993年时，美国加利福尼亚州阿尔茨海默病患者的平均治疗费用就已经超过了每年4万美元。轻度认知障碍患者属于阿尔茨海默病高危人群。很好地认识并预防轻度认知障碍能够为延缓或预防阿尔茨海默病提供巨大的帮助。

三、运动改善轻度认知障碍的效果

轻度认知障碍并不总是"可治愈的"，如果治疗能够减缓疾病的进展，那么就可以被认为是成功的。因此，近些年来许多研究通过运动、饮食习惯的改变和药物干预让轻度认知障碍患者得到益处，尤其是运动。曾有一项 Meta 分析发现，运动对轻度认知障碍患者的认知影响大于药物，运动对于轻度认知障碍患者的认知功能本身有着直接的改善作用。研究发现，中等强度的有氧运动可以提高认知障碍患者的记忆力、学习能力等认知功能，改善其注意力、记忆及执行功能等，从而减缓认知功能下降的速度。运动不仅具有神经保护作用，还可以防止认知障碍的发生，甚至改善认知功能。此外，运动还可以帮助缓解轻度认知障碍患者的抑郁和焦虑症状，提高其心理健康水平。

有氧运动、抗阻运动、多组分运动等不同类型的运动对于改善轻度认知障碍都有益处。一项 Meta 分析发现，持续开展 3 个月以上的有氧运动可增强老年人的记忆力、平衡能力、执行能力，并可提升其协调性，改善认知水平。其中值得注意的是，进行中等或更大强度的有氧运动对于整体认知功能的改善效果是最佳的。另外，国外的临床试验研究发现，抗阻运动比平衡调节更能增强受试者的执行功能，此外 2 周 1 次的抗阻运动有利于加强记忆力，减缓大脑皮质、白质萎缩。另有学者提出，抗阻运动有利于改善认知，同时可发挥执行控制能力的改善效果；多模式运动有助于直接提升认知障碍患者的视空间、注意力及执行能力，可利用大脑网络系统对其他认知功能进行干预，继而改善整体的认知功能。多模式运动较为多元，具有安全经济、简单便捷的优势，且老年群体的接受度较高。

四、运动改善轻度认知障碍的机制

运动可以通过改善轻度认知障碍患者的生理健康状况，通过减少轻度认知障碍和阿尔茨海默病的风险因素来减缓认知功能下降的速度。例如，进行有氧运动可以促进心血管健康，降低高血压、高胆固醇、高血糖等的发生风险，从而减少心血管疾病对认知功能的不良影响。此外，运动还可以增加大脑的血液供应，预防心血管疾病，降低压力和皮质醇水平，还可以刺激神经营养因子的释放，促进神经细胞的生存和功能恢复，帮助新的神经元生成，增加大脑中神经递质的释放，改善神经传递和信号传导。

运动还通过影响神经可塑性、神经炎症反应和神经保护机制来改善轻度认知障碍患者的认知功能。运动不仅可以增强神经可塑性，增加突触连接的形成，改善学习和记忆功能，而且还可以减少炎症因子的释放，抑制炎症反应，降低神经炎症对大脑的损害。

综上所述，运动对于改善轻度认知障碍患者的认知功能具有重要的作用。通过促进血液循环、神经生长、神经递质的释放及调节心血管健康等机制，运动可以改善轻度认知障碍患者的认知功能，降低患阿尔茨海默病的发生风险，并提升整体健康水平。因此，推广和鼓励轻度认知障碍患者参与适度的运动是一种重要的策略，有助于提高他们的生活质量和改善他们的健康状况。

第三节　运动与阿尔茨海默病

阿尔茨海默病是全世界老年人残疾和生活不能自理的主要原因之一，这是一种与年龄有关的以认知功能恶化为特征的疾病，常伴随着大脑结构和功能的不良变化，不仅会导致认知功能（记忆、语言、注意力、感知速度）的渐进性退化，还会引起身体功能的渐进性退化（与轻度认知障碍的病理表现有着明显的不同，更加严重），还常伴有各种疾病，如健忘症、失认症、失用症和失语。

预防阿尔茨海默病一直都是全球公共健康的重点，据《2023 中国阿尔茨海默病数据与防控策略》报道，2023 年全球受到阿尔茨海默病及其他类型痴呆影响的人数高达 5000 多万例，其中我国患病人数为 1300 多万例。阿尔茨海默病带来的社会经济负担巨大。2019 年，阿尔茨海默病影响了 580 万美国人，到 2050 年将影响约 1400 万美国人。阿尔茨海默病将增加家庭照护者、社区照护者和医护照护者的负担。阿尔茨海默病不仅会给患者带来痛苦，同时也对家庭、人类健康和社会服务体系带来巨大挑战。

一、阿尔茨海默病的神经生物学机制

研究表明，阿尔茨海默病的发病机制是神经元的损伤和凋亡。大脑就像一个庞大而复杂的电路系统。神经元就像电线一样将信息传递给不同的区域，确保大脑的正常运作。而当这些神经元损伤和凋亡时，信息传递就会受阻，大脑的功能逐渐丧失。

从更细致的层面来说，导致阿尔茨海默病的神经生物学机制有两点：①神经元内磷酸化 Tau（P－Tau）蛋白沉积导致的神经原纤维缠结（neurofibrillary tangles，NFTs）；②大脑内 Aβ 沉积产生毒性。NFTs 由过度磷酸化的 Tau 蛋白组成，其形成会导致轴突运输受阻、突触丢失和神经炎症。这些神经原纤维缠结使得神经元无法快速降解，含有缠结的神经元可以存活数十年，最终导致神经元的损伤和凋亡。Aβ 通常在中年时期开始在大脑细胞外逐渐沉积，在老年时期沉积得更多，随后会损害神经元。为了在 Aβ 沉积和清除之间保持平衡，脑内小胶质细胞通过激活促进吞噬的受体和高级糖基化终末产物受体，吞噬 Aβ，从而发挥基本作用。在疾病晚期，对 Aβ 引起的免疫应答的刺激持续时间较长，导致小胶质细胞降解 Aβ 的效率开始降低，进而会促使多种促炎物质的释放，导致大脑层面产生炎症反应、Aβ 生成增加和 Tau 蛋白过度磷酸化，从而产生更多神经元损伤和凋亡。这种状态最终会导致认知功能下降和阿尔茨海默病的发生。

> β淀粉样蛋白：由39~43个氨基酸残基组成，是阿尔茨海默病老年斑的主要成分，是引起阿尔茨海默病的重要物质。在神经细胞内、外聚积均可引起毒性反应，导致神经元变性和死亡。
> 神经原纤维缠结：是指老年性痴呆症患者大脑皮质细胞的一种病理变化。

二、阿尔茨海默病的风险因素

除了种族、性别或遗传因素，运动不足、高血压、不良饮食、睡眠障碍、低认知刺激、低社会互动水平等也是阿尔茨海默病的风险因素。很多老年人会遭受慢性病和心理疾病的困扰，如 2 型糖尿病、脑血管疾病、心血管疾病、抑郁症等，这些疾病都会使老年人有更大的风险患上阿尔茨海默病。研究表明，高血压使大脑岛叶皮质变薄，增加了血浆 Aβ 水平，血浆 Aβ 水平与阿尔茨海默病发病风险增加密切相关，而高胆固醇血症会增加 Aβ 沉积和阿尔茨海默病发病风险。老年人低水平的运动也可能引起代谢功能障碍导致 2 型糖尿病，使患阿尔茨海默病的风险增加 1 倍以上。这些风险因素表明，阿尔茨海默病是可以预防或至少是可以减轻的。运动不足是一个非常重要的目标风险因素，其干预措施很简单，而且很容易融入大多数人的生活，并可能延缓阿尔茨海默病的发展。总而言之，运动不仅可以从导致阿尔茨海默病的本身机制层面起作用，还可以通过改变大量已知的风险因素起到改善症状和预防作用。

三、运动改善阿尔茨海默病的效果

阿尔茨海默病临床上表现为认知障碍、记忆障碍、失语、失用、失认、视空间能力损害、抽象思维和计算力损害、人格和行为改变等。其中，认知障碍是其核心症状，随着疾病的发展，认识障碍会逐渐恶化，其他症状也逐渐出现。阿尔茨海默病的轻度、中度和重度的分类标准也是根据认知障碍的严重程度进行划分的。而运动作为一种大脑衰老及其相关疾病的干预方法，最重要的作用就是改善认知功能。

（一）运动对阿尔茨海默病的预防作用

尽管目前还没有任何方法可以治愈阿尔茨海默病，但是，运动可以降低患阿尔茨海默病的可能性。很多与生活方式有关的风险因素都可能会降低或增加个体患阿尔茨海默病的风险。约 35% 的阿尔茨海默病可归因于 9 个风险因素的联合作用：受教育水平低、中年高血压、中年肥胖、听力减退、晚年抑郁、糖尿病、吸烟、低社交互动水平及运动不足。定期参加运动对保持整体健康非常重要，大量证据表明运动有助于缓解认知功能下降。例如，一项超过 160000 名参与者的 Meta 分析发现，定期进行运动可以使阿尔茨海默病患病风险降低 45％。

有证据表明，与不运动的同龄人相比，70～80 岁保持规律运动的老年人，其患阿尔茨海默病的风险降低了约 40％。这是因为潜在的、可以改变的阿尔茨海默病风险因素大约贡献了 40％的患上阿尔茨海默病的可能性。运动不足（身体活动水平低）是可以改变的重要风险因素之一。Smith 等（2010）完成的一项关于运动和认知功能关系的随机对照试验的大型系统综述发现，运动组在注意力和处理速度、执行功能和记忆力方面都有显著改善，而且运动的持续时间或强度似乎与有益效果的产生无关。临床和公共卫生指南经常建议将身体活动和运动作为预防和治疗阿尔茨海默病的基础策略。WHO 建议老年人每周进行 150～300 分钟的中等强度有氧运动，或 75～150 分钟的高强度有氧运动，每周至少进行 3 次涉及主要肌肉群的抗阻运动。在健康老年人中，有氧运动和抗阻运动都与认知功能的改善有关，如执行功能、抑制控制和情境记忆。然而，在整个生命过程中，运动的时机、频率或运动量是否能给老年认知带来最佳益处，目前尚不清楚。如前所述，阿尔茨海默病患者的海马也有衰退。运动可以有效地减少老年人的皮质衰退，Erickson 等（2011）研究了运动和海马体积之间的关系，通过使用磁共振成像，他们发现 165 名非痴呆的老年人中，活跃的个体有更高的健康水平、更大的海马体积和更好的空间记忆表现，并且这三者相关联。此外，运动在减少认知衰退方面均有益处。德国的一项为期 14 年的人群研究表明，自我报告有规律运动的受试者，患有轻度认知障碍和阿尔茨海默病的风险降低，并且在神经心理测试中的表现更好。一项前瞻性试验的研究者确定了每日总体力活动水平与总体认知下降率和阿尔茨海默病风险相关，较高水平的体力活动与阿尔茨海默病风险显著降低相关。

（二）运动对阿尔茨海默病的治疗作用

运动还可以帮助阿尔茨海默病患者缓解症状，延缓进程。多项临床研究表明，有氧运动可以提升轻度阿尔茨海默病患者的心肺健康、记忆和执行功能，同时也可改善阿尔茨海默病患者的步行质量和延缓认知功能下降。此外，规律的运动可以缓解轻度阿尔茨海默病患者的功能恶化，降低晚期阿尔茨海默病患者跌倒的发生率。需要注意的是，晚期阿尔茨海默病患者具有严重的运动功能障碍，运动对晚期阿尔茨海默病患者效果的研究证据有限。一项动物实验（Campos 等，2023）表明，4 周的间歇抗阻运动可降低 APP/PS1 小鼠（痴呆小鼠模型）海马中 Aβ 斑块和血浆皮质醇水平；同时，抗阻运动可增加 APP/PS1 小鼠海马中小胶质细胞的数量，通过调节小胶质细胞的活化来减少神经炎症，降低促炎细胞因子的水平，从而达到改善阿尔茨海默病的效果。

四、运动改善阿尔茨海默病的机制

（一）运动抑制脑内 Aβ 沉积

阿尔茨海默病两种典型的病理生理变化包括细胞外 Aβ 的沉积和神经元 P-Tau 蛋白的神经原纤维缠结。正常情况下，Aβ 会通过类淋巴系统清除、穿越血-脑屏障运输、蛋白水解降解和自噬等途径被清除，但如果 Aβ 的清除和产生之间失衡，就会导致大脑功能障碍。因此，减少 Aβ 的沉积是治疗阿尔茨海默病的主要靶点。而运动可以通过抑制 P-Tau 蛋白和 Aβ 的沉积来干预阿尔茨海默病的发展。许多研究已经证实了运动在减少 Aβ 沉积方面的有效性。到目前为止，运动减少 Aβ 沉积的机制我们认为可能包括以下几点。

1. 运动通过抑制 APP 裂解蛋白酶来减少 Aβ 产生

Aβ 级联假说认为 Aβ 由 APP 裂解蛋白酶产生，运动可通过多种途径抑制 APP 裂解蛋白酶来减少 Aβ。

2. 运动通过促进 BDNF 水平增加来减少 Aβ 沉积

高水平的 BDNF 可以通过激活 α-分泌酶来减少 Aβ 沉积，从而预防阿尔茨海默病。运动可以促进 BDNF 水平增加。

3. 运动通过促进 SIRT1 信号通路表达减少 Aβ 生成

SIRT1 在维持细胞稳态中起着至关重要的作用。研究发现，阿尔茨海默病中 SIRT1 下调，导致 Aβ 生成增加，而 SIRT1 的过表达可以逆转这种情况，表明 SIRT1 对 Aβ 生成有深远影响。小鼠模型表明，跑步机运动促进了 SIRT1 的表达，SIRT1 信号通路最终激活了非淀粉样蛋白生成信号通路。

4. 运动通过调节细胞自噬提高 Aβ 清除效率

在正常情况下，Aβ 降解是通过自噬-溶酶体途径实现的，如果自噬受损，就会导致 Aβ 沉积。运动对自噬有积极作用。在动物模型中已经发现了运动可以提高自噬-溶酶体活性，溶酶体相关膜蛋白 1（溶酶体标志物）和 p62（自噬标志物）水平降低，Aβ 负荷降低。

5. 运动通过抵抗神经炎症减少 Aβ 沉积

神经炎症是阿尔茨海默病的主要特征，在阿尔茨海默病的发病机制中起着重要作用。在生理条件下，中枢神经系统中的星形胶质细胞、小胶质细胞等可以直接处理多种病原体、毒素和组织损伤。其中，星形胶质细胞可以寻找、吸收和降解 Aβ。然而阿尔茨海默病相关的神经炎症一般伴随着星形胶质细胞的增生、形态及功能的改变，这可能导致超载 Aβ、细胞溶解，从而形成 Aβ 沉积。另外，阿尔茨海默病使小胶质细胞向 M1 表型极化，导致各种促炎因子释放，无法清除

病理性蛋白的堆积，从而促进 Aβ 沉积。相反，活化的小胶质细胞由 M1 表型向 M2 型转变，通过表达多种细胞因子抑制炎症，从而减轻 Aβ 沉积的毒性作用。因此，抗炎策略有望治疗阿尔茨海默病。现阶段越来越多的动物实验和临床试验证据表明，运动对阿尔茨海默病具有普遍的神经抗炎作用。在阿尔茨海默病大鼠中，跑步机运动通过抑制 NF−κB/MAPK 信号通路，抑制神经元凋亡和促炎因子，同时改善了空间学习记忆功能。在临床研究中，有氧运动可改善阿尔茨海默病患者的生活质量和心理状态，抑制全身炎症反应。然而，有研究人员发现运动对阿尔茨海默病患者的全身炎症反应效果不明显，与上述结果不一致。因此，需要进一步的研究来证实运动对阿尔茨海默病的影响，并探索运动在阿尔茨海默病相关炎症中的详细分子机制。

6. 运动可能通过促进 Aβ 降解酶表达增加 Aβ 清除

在大脑中，Aβ 的清除也可以通过酶来完成。例如，脑啡肽酶和胰岛素降解酶。这些酶在大脑的多种细胞成分中表达。研究表明，阿尔茨海默病小鼠经过一段时间的运动后，脑啡肽酶和胰岛素降解酶表达上调。但也有其他研究得出了不同结果。例如，Adlard 等（2005）发现运动可诱导细胞外 Aβ 减少且不依赖于 CD10 和 IDE；甚至有研究发现，经过 5 个月跑步机运动的 APP/PS1 TG 小鼠，脑啡肽酶和胰岛素降解酶表达下降。这些差异可能是研究涉及不同类型和持续时间的运动或动物模型所致。

运动抑制脑内 Aβ 沉积机制见图 3−3。

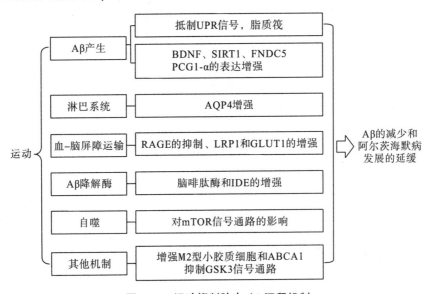

图 3−3　运动抑制脑内 Aβ 沉积机制

注：图片引自 TAN Z X，DONG F，WU L Y，et al. The beneficial role of exercise on treating Alzheimer's disease by inhibiting β−amyloid peptide [J]. Mol Neurobiol，2021，58

(11)：5890—5906.

（二）运动抑制炎症

炎症代表了一种被广泛接受的假设，即衰老伴随着某些促炎反应的低级别慢性上调。其特征是适应性免疫和 2 型 T 辅助细胞应答的相对下降，并与细胞介导应答的增加相关。炎症是阿尔茨海默病和小胶质细胞功能障碍的"前驱期"，而小胶质细胞功能障碍是衰老过程中常见的特征。因此，无论是作为驱动因素还是结果，炎症在慢性和急性疾病中都起着关键的作用。有证据表明，炎症可能处于阿尔茨海默病研究进展和病理的最前沿，不仅仅是阿尔茨海默病病理的副产品。根据淀粉样蛋白假说，神经炎症应该跟随 Aβ 沉积。然而有证据表明，免疫系统参与阿尔茨海默病病理过程的时间要早得多。尽管我们还需要进一步的研究来辨别炎症作为阿尔茨海默病生物标志物的用途，但是炎症对阿尔茨海默病的长期影响已经得到了流行病学研究的支持，有研究表明长期使用非甾体抗炎药可以降低阿尔茨海默病风险。

运动对免疫功能具有重要的调节作用，运动已被证明对炎症标志物有积极的全身性影响，最近发现这些影响已涉及中枢神经系统。在 Tg2576 阿尔茨海默病动物模型中，3 周的自主运动足以降低 Aβ、IL-1β 和 TNF-α 的水平。在海马中，这些变化伴随着免疫反应相关蛋白的增加，如干扰素-γ 和巨噬细胞炎症蛋白-1α。

研究者对运动对中枢神经系统的抗炎作用也在老年动物中进行了评估。运动 10 天的大鼠中，海马 IL-10 水平较高，IL-1β/IL-10、IL-6/IL-10 和 TNF-α/IL-10 比值较低。Barrientos 等发现，对于在腹腔内注射大肠埃希菌的老年大鼠，当它们可以自由使用跑轮时，长期记忆障碍可以得到预防。除了这些发现，主动运动还可以防止海马 CA1 区 BDNF 表达的减少。最后，通过 TNF-α、IL-1β 和 IL-6 的表达，运动组大鼠小胶质细胞的炎症反应弱于对照组大鼠。这些发现强调了运动调节中枢神经系统炎症反应的能力，并加强了其在降低患神经炎症相关疾病（如阿尔茨海默病）风险方面的潜力。尤其是老年人，规律的运动已经被证明在全身水平上对降低炎症标志物（如 C 反应蛋白、IL-6 和 TNF-α）水平有积极作用。在许多情况下，这与认知测试中更好的表现有着很大的关系。持续 2 周以上的有氧运动已被证明可以通过增加自然杀伤细胞的活性、促进 T 淋巴细胞的增殖、增加造血干细胞和内皮祖细胞活性来改善健康老年人的免疫系统。值得注意的是，通过抗阻运动干预获得的结果具有更大的异质性。

运动调节神经炎症改善阿尔茨海默病的机制见图 3-4。

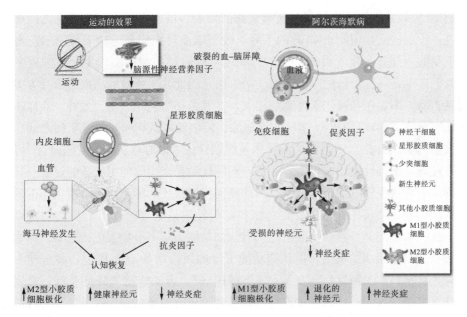

图3-4　运动调节神经炎症改善阿尔茨海默病的机制

注：图片引自 Wang M，Zhang H，Liang J，et al. Exercise suppresses neuroinflammation for alleviating Alzheimer's disease［J］. J Neuroinflammation，2023，20（1）：76.

（三）运动改善人体总体健康与相关慢性病

阿尔茨海默病是一种大脑相关的神经疾病，同时也与其他慢性病（如脑血管疾病和2型糖尿病）密切相关。维持心血管健康是总体健康的关键组成部分。有证据表明，心血管健康对神经系统健康有重要作用。这一理论得到了数据支持，数据显示服用抗高血压药物使血压正常化的人患阿尔茨海默病的风险降低，特别是在中年时期开始治疗者。脑血管疾病和低心脏指数与阿尔茨海默病风险增加密切相关，研究表明脑血管疾病患者海马的 Aβ 斑块显著多于对照组患者。而 Aβ 过度产生、沉积，会使得 Tau 蛋白磷酸化、发生炎症和神经元降解。血管健康状况不佳还可能使轻度认知障碍向阿尔茨海默病进展的速度每年加快15%，这一速度是正常人群的10倍。心血管健康的改善与阿尔茨海默病患者的记忆力改善、海马萎缩也显著相关。而运动被广泛推荐用于改善心脏健康和预防脑血管疾病，从而降低阿尔茨海默病的发病风险。脑血管疾病和阿尔茨海默病之间的直接机制尚不清楚，有研究表明，脑血流量（cerebral blood flow，CBF）可能是脑血管疾病和阿尔茨海默病之间的关联机制，大脑衰老导致 CBF 明显下降，且阿尔茨海默病患者的大脑额叶、颞叶和顶叶的 CBF 会进一步降低。这些区域的低 CBF 与较差的执行和语言功能相关。运动也可以通过改善 CBF 来改善脑血管疾病，降低阿尔茨海默病的发病风险。有研究显示定期运动可以使 CBF "老化"

延缓 10 年，这有助于延缓阿尔茨海默病的发展。虽然在得出明确结论之前还需要进一步的研究，但防止 CBF 的下降，改善脑血管疾病是运动干预阿尔茨海默病机制的一部分。除了调节 CBF，运动还可以通过控制高血压为大脑健康带来益处。运动是一种公认的降低高血压的方法，因此几乎所有的高血压治疗方案都包括运动。高血压与阿尔茨海默病相关，尤其是在中老年人中。另外，高血压可能损害血管从而降低 CBF，抑制 Aβ 清除。阿尔茨海默病和脑血管疾病之间存在着大量的病理重叠，高达 60% 的阿尔茨海默病患者同时存在脑内的脑血管病变。

此外，新陈代谢健康也不容忽视。新陈代谢是产生或使用能量的过程。代谢过程几乎渗透生物学的所有方面，因此任何代谢系统功能障碍都会对机体健康产生广泛影响。高胰岛素血症、高血糖和血脂异常是导致阿尔茨海默病的危险状态，这些状态与 2 型糖尿病等慢性病对认知功能下降有叠加效应。这些代谢紊乱可导致 2 型糖尿病的发生，使认知功能下降的风险增加 50% 以上，甚至使一些研究人员将阿尔茨海默病定义为"3 型糖尿病"。运动能持续降低血糖，常用于治疗 2 型糖尿病。一项以阿尔茨海默病患者为研究对象的研究表明，3 个月的轻度运动改善了酮类物质的可用性和代谢，可能对阿尔茨海默病患者的糖代谢受损起到补偿作用。血脂异常也可能参与阿尔茨海默病发病，但两者之间的联系机制仍不清楚。运动对控制体重和肥胖也至关重要，这反过来有助于控制胰岛素抵抗。总之，运动可协助调节血糖、胰岛素和血脂水平，然而需要规律的运动才能持续获益。持续的运动有助于预防代谢紊乱、2 型糖尿病和脑血管疾病的发生，这些都是阿尔茨海默病的主要风险因素。

运动改善总体健康与相关慢性病的机制见图 3-5。

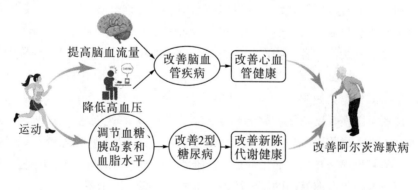

图 3-5　运动改善总体健康与相关慢性病的机制

第四节 运动与帕金森病

帕金森病是一种在老年人中常见的进行性神经退行性疾病，是继阿尔茨海默病后第二常见的神经退行性疾病。帕金森病是由遗传、环境和衰老风险因素的复杂相互作用引起的，在临床上，此病首先会表现出运动神经损伤，继而是精神受损，出现抑郁、注意力下降等问题，最终导致阿尔茨海默病。在这种疾病中，黑质内的多巴胺神经元被消耗殆尽，切断了通向基底核的多巴胺神经递质流。而基底核是大脑的自动传递装置，多巴胺被耗尽就如同用完了传送液，由此产生了典型的颤抖症状。随着年龄的不断增加，帕金森病患病率也在增加，多发于老年人，且男性略多于女性。60岁以上人群中，约有1%患有此病。随着帕金森病的不断加重，患者的日常生活会出现极大的困难，甚至会导致无法独立自主进行日常的各种活动。

药物（左旋多巴、多巴胺激动剂）治疗一直是帕金森病的主要治疗方法，但随着时间的推移，治疗效果会逐渐减弱。同时，运动控制的一些特征会对药物治疗产生抵抗作用，长期使用药物还会导致许多潜在并发症。此外，还可以通过脑深部电刺激、丘脑切开术或化学脑白质切除术对帕金森病患者进行手术干预，但免不了会有感染的风险，而且如果遗漏了靶核，有可能面临着再次手术的风险。近年来出现的神经营养因子治疗和细胞移植治疗方法也伴随着安全性问题和不良反应。

在此情况下，在过去的几十年中，运动作为一种补充的非药物疗法，在帕金森病的治疗中越来越受到关注，许多研究不断地在证明运动在帕金森病治疗中的重要性。具体来说，人们越来越有兴趣了解帕金森病患者的运动困难并检查其治疗效果，特别是在功能和步态异常、跌倒、肌无力和有氧运动能力降低等领域。在临床研究中，各种类型的运动，如有氧运动、步态训练、平衡训练、渐进式抗阻运动等都已经被应用于治疗之中。

一、帕金森病的典型症状与神经生物学机制

（一）典型症状

1. 运动障碍

首先，姿势不稳是帕金森病患者突出的运动障碍，其主要原因是肌肉力量下降，同时伴有本体感觉受损、视觉功能障碍和支撑基底减小。随着帕金森病病情恶化，姿势不稳的倾向会越来越严重，导致平衡功能障碍，跌倒的风险增加，据估计有18%~65%的帕金森病患者经常跌倒。这与帕金森病患者特有的运动障

碍和非运动障碍、共病及年龄相关的风险因素有关。因为帕金森病患者经常跌倒，日常生活活动受限程度高，如果患者对平衡功能障碍和跌倒的恐惧持续存在甚至加重，可能会阻碍其增加身体活动。

步态异常是帕金森病的重要临床表现，也是帕金森病严重的致残症状之一，常见表现包括磕绊、动作缓慢或不协调、平衡功能障碍。步态异常的主要原因是步态运动功能减退，步态运动功能减退与步幅下降、步频降低等有关。另外，还有步态自动性的损害，该功能负责在没有注意力或认知的情况下行走。帕金森病患者步态自动性的降低与基底节感觉运动区多巴胺的变性有关，这破坏了帕金森病患者的步态控制习惯。

步态异常发展到一定阶段会出现冻结步态，主要表现是患者在起步、转身或通过狭窄的地方时步态明显受阻。患者自觉双脚像被粘在地上，无法活动，需要原地踏步、小碎步才能启动。冻结步态不仅影响步态功能，还会引起社会孤立、焦虑和抑郁等非运动障碍，显著影响生活质量。

2. 认知障碍

认知障碍也是帕金森病症状的一部分。据估计，一半左右帕金森病患者在发病后3～5年内会出现一定程度的认知障碍，确诊后并生活10年的帕金森病患者发生阿尔茨海默病的风险为75％左右。帕金森病患者表现出的认知障碍包括记忆、注意力、执行和视空间功能障碍，双重任务功能障碍。双重任务功能障碍是一种重要的认知障碍，直接影响运动功能，尤其是步态功能，会对帕金森病患者的日常活动产生巨大影响，并与跌倒风险增加有关。

（二）神经生物学机制

帕金森病主要由路易体的存在、纹状体多巴胺的减少及黑质致密部多巴胺能神经元的渐进性缺乏引起。在患者出现明显的帕金森病症状之前，近80％的多巴胺能神经元就已经受损。在帕金森病的发展过程中，多巴胺的减少会导致身体对运动的自主控制能力下降，以及认知控制能力下降。因此，帕金森病患者需要处理和维持更大的认知负荷来完成运动任务。虽然关于帕金森病的发病机制提及最多的是多巴胺能系统，但也涉及其他神经系统，包括谷氨酰胺能、胆碱能、去甲肾上腺素能和γ-氨基丁酸（GABA）能系统。神经炎症也是帕金森病患者脑部神经退行性改变的主要原因，这是通过免疫细胞和小胶质细胞激活的，如帕金森病患者的IL-1和TNF-α水平高于健康人群。此外，帕金森病的发病机制还与多种细胞机制有关，如氧化应激、线粒体功能障碍、蛋白质降解缺陷等，与大脑衰老的机制高度重合。

帕金森病的神经生物学机制见图3-6。

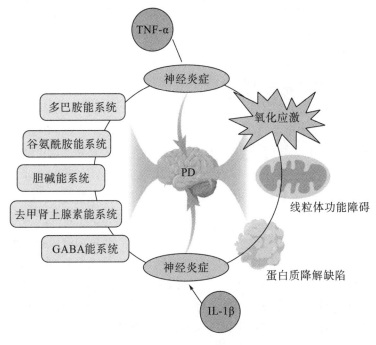

图 3-6　帕金森病的神经生物学机制

二、运动对帕金森病的干预效果

（一）运动改善运动障碍的效果

运动已经成为帕金森病治疗的重要组成部分，流行病学研究一再证明，定期进行中等强度至高强度有氧运动可显著降低成年人患帕金森病的风险。Albert和 Rosenfeldt（2020）进行的一项系统综述确定了最有效的常规运动是每周进行3 次中等至高强度的有氧运动，每次 30～40 分钟，达到心率储备的 60%～80%或心率最大值的 70%～85%。而运动也被证实可以改善帕金森病患者的运动障碍。有氧运动可以延缓帕金森病患者的病情进展，患者在坚持有氧运动后，前壳核与运动皮质的功能连接得到增强，认知表现更好，并且还能增加尾状核中的多巴胺释放。一项动物实验（Marino 等，2023）研究表明，4 周跑步机运动可以恢复帕金森病小鼠纹状体中神经元突触的可塑性，并且改善疾病导致的运动和认知退化。此外，Marusiak 等（2019）发表的一项随机对照试验结果显示，间歇有氧运动对患者手部运动控制、认知功能，以及帕金森病相关的运动障碍和非运动障碍具有显著的改善作用。在一组有中度运动障碍的帕金森病患者中采取步行和北欧式健走的一项研究表明，这些运动可改善患者的步幅、步态变异性、最大步行速度，并改善帕金森病统一评定量表（Unified Parkinson Disease Rating Scale，UPDRS）的运动评分。2018 年进行的一项研究发现，瑜伽可以改善帕金森病相关的运动障碍和跌倒风险。2019 年发表的一项研究发现，骑自行车对运动迟缓、僵直和灵活性受损有着积极的影响。这些研究都向我们表明了运动对于改善患者运动障碍具有重要作用。

（二）运动提高生活质量与改善情绪障碍的效果

运动对帕金森病患者常见的生活质量和情绪障碍的影响也不容忽视。一项 Meta 分析发现不同的运动对生活质量的影响不同。有氧运动、舞蹈和武术显著提高了生活质量，而无氧运动与对照组相比未产生显著差异。这可能是因为舞蹈课程提供了社交和情感互动，激活了多种大脑区域，从而提高了生活质量。Kwok 等（2019）发现正念瑜伽可以改善运动障碍和行动能力，同时还能够减少焦虑和抑郁症状、提高精神健康和健康相关生活质量。Son 等（2018）研究了基于正念冥想的复杂运动计划与帕金森病的运动障碍和非运动障碍之间的关系。研究结果显示，试验组的功能性活动能力和抑郁、焦虑情绪都得到了改善。Wu 等（2017）发表的一项综述收集分析了运动对帕金森病患者抑郁症状的有效性的文献。结果表明，使用运动治疗抑郁症有实质性的益处。综上所述，有氧运动能明显改善帕金森病患者的抑郁症状和提高他们的生活质量。

（三）不同运动类型对帕金森病的作用

1. 有氧运动

有氧运动是改善人们终身健康的最佳运动方案。例如，动感单车有氧运动可以改善帕金森病患者的有氧运动能力、运动表现和认知功能，并有较高的安全性。一项研究发现，14 例轻中度帕金森病患者在动感单车上进行间歇抗阻运动后，疾病严重程度、平衡能力、功能性移动能力、上肢运动功能和认知功能均有较大的改善。此外，对于有冻结步态的人来说，骑行无疑是一个很好的运动类型（但需要考虑安全性问题）。Alexandra 等（2016）研究发现帕金森病患者在进行 12 周的动感单车运动后，都表现出了独立的步态和认知功能改善。此外，步态的改善与运动强度是有关联的。通过比较高强度间歇运动和持续中等强度运动对帕金森病患者认知功能的改善作用，发现一次性有氧运动改善认知功能的效果依赖于运动强度。

有氧运动还能通过增强运动相关结构的可塑性来提高日常活动中的运动学习能力。有研究结果表明，中等强度的有氧运动可以有效促进帕金森病患者运动技能的巩固，这表明运动可能是提高帕金森病患者运动记忆的有效干预措施。一项动物实验表明，在帕金森病大鼠中，与非技能类的有氧运动相比，技能类的有氧运动有助于小脑和前额皮质控制的运动功能的改善。因此，有氧运动是一种非常受欢迎的运动疗方，对帕金森病患者的生活质量、认知和情绪都有着积极的影响。

2. 步态训练

帕金森病患者的步态训练包括跑步机训练、减重步行训练（body weight support treadmill training，BWSTT）、机器人辅助训练及虚拟现实（virtual reality，VR）训练。研究表明，跑步机训练可有效改善帕金森病患者的步态和活动度，如步幅和步速。此外，跑步机训练可以增加神经可塑性，保护中枢神经系统的多巴胺能神经元和纤维，调节许多信号通路，是有效治疗帕金森病患者步态异常的方法。

对于因严重姿势不稳、直立性低血压或平衡功能障碍而无法接受传统地面步态训练的帕金森病患者来说，参与减重步行训练是一种不错的选择。与传统治疗相比，减重步行训练在相同时间内提供了更多的重复次数、更高的强度和任务导向的练习，可以改善帕金森病患者的步态异常、平衡功能障碍和姿势不稳，对步行、运动表现和日常生活活动也有着积极的作用。焦虑和慢性疼痛的患者使用减重步行训练时需谨慎。

对于轻度帕金森病患者而言，机器人辅助训练是一种安全可行的康复治疗方法。相关研究显示，机器人辅助步态疗法（robotic–assisted gait training，RAGT）可以改善帕金森病患者的运动迟缓、冻结、僵直以及腿部敏捷性和姿势。与跑步机治疗相比，机器人辅助步态疗法能更大程度地改善帕金森病患者的平均速度、步长和步幅。因此，机器人辅助步态疗法也是改善帕金森病患者步态异常的有效治疗方案，但具体效果和机制还有待进一步的研究。

虚拟现实训练可以提供视觉、体感和听觉刺激，以改善帕金森病患者的步态功能。虚拟现实训练可以通过提供现实和日常生活任务的不同虚拟环境，提供实时的多重感官交互，帮助患者更顺利地进行康复治疗，增强动机和运动学习能力。虚拟现实训练可以提供双重任务训练，需要患者同时进行注意力转移、信息处理、感觉整合和运动规划，从而可以显著提高患者的步态和平衡功能。

3. 平衡训练

一般来说，平衡训练是一种挑战一个人在不稳定的运动中控制身体重心的运动。平衡和步态训练对改善帕金森病患者的平衡和步态功能，降低帕金森病患者短期和长期跌倒的风险有着积极的作用。此外，平衡训练还可以通过改善感觉统合来改善帕金森病患者的姿势控制。制订平衡训练计划时需要注意训练的系统性、强度适宜。

平衡训练中的 HiBalance 训练，是一种渐进式的高挑战性的训练项目，目的在于治疗轻中度帕金森病患者的平衡控制功能障碍。与一般治疗相比，HiBalance 已被证明能够显著改善步态和平衡功能，但需要定期重复使用。此外，通过运动类电子游戏进行强化的训练也已经被用于帕金森病患者的平衡训练和运动康复中。专门针对帕金森病带来的运动障碍而设计的运动类电子游戏可能有助于提高帕金森病患者的动机、乐趣和效率，其优势在于能够通过运动类电子游戏的应用将认知疗法与运动相结合，可使帕金森病患者在运动的同时进行认知康复。此外，运动诱发的听觉和视觉刺激可以作为外部线索，最大限度地减少由多巴胺耗竭导致内部线索紊乱引起的运动缺陷。

4. 渐进式抗阻运动

渐进式抗阻运动（progressive resistance training，PRT）是一种运动形式，包括少量重复运动直到疲劳，在重复运动之间允许足够的休息时间来恢复，并随着肌肉力量的提升而增加阻力。有研究表明渐进式抗阻运动对帕金森病患者的肌肉力量、运动功能和耐力可以产生积极的影响。Corcos 等（2013）开展了一项大型随机对照试验，对 38 例帕金森病患者进行了为期 2 年无药物干预的全身渐进式抗阻运动研究，并发现其有积极的效果，试验结果表明渐进式抗阻运动是改善帕金森病运动障碍的有效治疗方法。此外，抗阻运动还是改善中度帕金森病患者睡眠质量的一种辅助疗法。一项研究中，渐进式抗阻运动使帕金森病患者的心血管自主神经功能障碍得到改善。若将平衡训练等其他运动疗法纳入渐进式抗阻运动，也可降低跌倒和姿势不稳的风险，提高患者的生活质量。高强度抗阻运动可以安全地用于帕金森病患者，以增加肌肉力量，减少运动迟缓，提高步行速度。综上所述，渐进式抗阻运动在帕金森病患者的运动症状、睡眠障碍和生活质量方面具有有益影响，特别是在肌肉力量方面。

5. 其他类型运动

除了上述的主流运动类型以外，部分运动也可以作为一种补充的练习帮助帕金森病患者进行康复治疗。

探戈作为一种治疗帕金森病的方法，不仅可以改善患者的情绪障碍、认知障碍和移动能力，还可以帮助他们参与社会交往。在练习探戈的过程中，每个参与者都需要对搭档的动作、踏步策略和全身协调给予足够的关注。探戈可以提高帕金森病患者的空间认知功能，因为患者需要记住舞蹈的套路和姿势，继而通过储存、记忆和再次使用来加强认知功能。此外，探戈还可以提高人的自我效能感、幸福感。

气功是我国的一项传统运动，包含了冥想、心理调节和呼吸调节等功能，通过人体的经络系统控制气的运动。气功有很多种，如八段锦、五禽戏、六字诀等。气功动作由下肢的闭合链式运动组成，有助于纠正步态周期过程中伸膝和足跟步幅的不足，还可以提高肌肉硬度、起立行走能力、平衡能力和手眼协调能力，是有效的帕金森病康复治疗方法。一项系统综述和 Meta 分析表明，练习气功可以改善帕金森病患者的姿势控制和平衡能力，并降低跌倒的风险。

太极拳将各种类似舞蹈的动作以特定的顺序连接在一起，从一个动作到下一个动作平稳而缓慢地移动，强调重心和身体运动的转移，这对身体的灵活性、姿势、健康、放松和精神的集中都有好处。轻中度帕金森病患者练习太极拳，可以提高平衡能力，改善动态姿势稳定性。帕金森病患者进行 16 周的太极拳练习，可以改善心理健康和认知功能。此外，一项随机对照试验显示，基于小组的太极拳练习对不运动问题和睡眠障碍产生了很大的积极影响，这被认为是一种有益的、节省劳动力的临床治疗方法。总之，太极拳是一种非常有前途的治疗方法，可以改善帕金森病患者的平衡、认知和睡眠障碍。

瑜伽是一种身心一体的运动，通过呼吸、姿势和冥想的正念练习，瑜伽练习者可以提高和保持对心灵、身体和当下的认知与关注，整合身体和心灵并明显提高平衡功能障碍者的整体平衡能力。Corjena 等（2018）调查了帕金森病患者练习哈达瑜伽 12 周后的变化，他们认为瑜伽是可行的，可以作为一种补充治疗来改善运动表现。因此，帕金森病患者可以通过瑜伽有效地改善他们的心理和平衡失调。

不同运动类型改善帕金森病的效果见图 3-7。

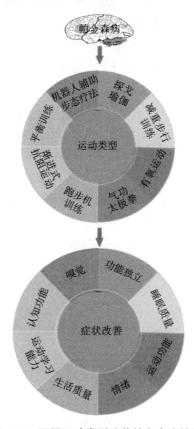

图 3-7　不同运动类型改善帕金森病的效果

注：图片引自 FENG Y S, YANG S D, TAN Z X, et al. The benefits and mechanisms of exercise training for Parkinson's disease [J]. Life Sci，2020，245：117345.

三、运动改善帕金森病的机制研究

1992 年，Sasco 等首次报道了运动和帕金森病之间的联系，发现成年期的运动干预可以显著降低个人一生中患帕金森病的风险。随后的几项大规模流行病学研究证实了运动对帕金森病的有益作用，运动可以改善帕金森病患者的运动障碍和非运动障碍。在临床研究中，各种类型的运动，如有氧运动、步态训练、平衡训练、渐进式抗阻运动等都已经被应用于治疗之中。

近年来，研究者对运动治疗帕金森病的机制进行了一系列研究。根据动物研究结果，有氧运动具有神经修复和神经保护作用，可能是通过调节神经营养因子支持突触形成和血管生成、抑制氧化应激和改善线粒体功能来实现的。例如，在跑步机上运动可以增加帕金森病大鼠纹状体中 BDNF 和胶质细胞源性神经营养因子（glialcellline－derive dneurotrophic factor，GDNF）的水平。在帕金森病转基因小鼠中，跑轮运动的治疗效果与 Hsp70、DJ－1 和 BDNF 的激活及 α－突触核蛋白聚集的抑制有关。而神经可塑性在帕金森病的运动治疗中也发挥着重要作用。Fisher 等报道，8 周的跑步机运动增加了多巴胺 D_2 受体结合电位，表明运动的治疗效果与多巴胺能信号通路的神经可塑性有关。此外，运动对中枢神经系统也有保护作用，跑步机运动和抗阻运动增加了帕金森病大鼠的神经保护作用，跑步机运动通过抑制黑质纹状体路易体的形成、保存黑质纹状体多巴胺能神经元和纤维，对帕金森病大鼠发挥治疗作用。此外，在帕金森病动物模型中，长期跑步机运动可以减少多巴胺能细胞传递的丢失，减少神经毒素引起的蛋白质氧化。除此之外，有氧运动可以促进脑血流量和激活皮质脊髓兴奋性和减少皮质内抑制。除上述因素外，运动还可以通过其他机制预防帕金森病患者神经退行性变，改善功能。例如，跑步机运动可以抑制反应性星形胶质细胞和小胶质细胞的活化，抑制鱼藤酮诱导的帕金森病大鼠小脑细胞凋亡。

运动改善帕金森病的机制见图 3－8。

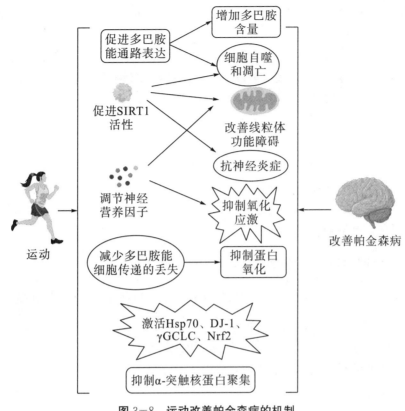

图 3-8　运动改善帕金森病的机制

第五节　运动与抑郁症

一、抑郁症的发展与特点

抑郁症是许多疾病的风险因素。患有抑郁症的老年人常常会有明显的功能减退、生活质量下降及情绪症状。值得注意的是，老年人的抑郁症可能比其他年龄阶段的抑郁症更持久，通常是一个慢性的、缓解性的过程。很多痴呆患者在发病前出现抑郁症状。一项超 140 万人的研究（Elser 等，2023）数据表明，无论是在早年、中年或晚年诊断出抑郁症，都与痴呆风险上升有关（增加 1～2 倍）。

抑郁症是引发痴呆的风险因素的理由之一，是其对海马有破坏作用。当身体一直处于压力中，持续增加的皮质醇激素就会毁坏神经元突触。人变老后，神经元抵抗压力影响的能力开始逐渐减弱，继而出现各种病症。抑郁症和痴呆也是相互作用的。抑郁症会导致神经炎症的增加，继而引发神经元的损伤和凋亡，对认知功能产生负面影响，增加阿尔茨海默病的发病风险。

抑郁症与神经递质的紊乱有关，神经递质紊乱可能导致神经元连接的损害和功能障碍，加速认知功能的下降。

抑郁症与应激激素系统的紊乱有关。长期的应激状态会引发肾上腺皮质激素（如皮质醇）的分泌增加，从而导致炎症反应的激活和神经元损伤。这种应激状态可能加速阿尔茨海默病的进程，并增加认知功能下降的风险。

抑郁症还与心血管疾病密切相关，而心血管疾病是阿尔茨海默病的一个重要风险因素。

人们晚年生活的抑郁症常与认知功能下降有关。但在某些情况下，与认知障碍相关的问题在抑郁症缓解后显示出部分功能恢复（所谓的伪痴呆）。此外，即使在抑郁症缓解后，认知缺陷也可以保持发展。大量证据表明，抑郁症既是痴呆的风险因素，也是痴呆的前驱症状。

二、抑郁症的神经生物学机制

对于抑郁症本身的神经生物学机制来说，根据近些年的研究与假说总结了以下几点。

（一）中枢神经系统组织的形态结构发生变化

海马体积的减小是抑郁症中观察到的一个结构标志。研究证实，抑郁症患者发病年龄越小（<21 岁），海马体积减小幅度越大。当用抗抑郁药或电惊厥疗法治疗时，抑郁症患者海马体积显著增加。老年抑郁症患者的海马体积减小与记忆功能受损之间存在直接关联。还有研究表明，老年抑郁症与额纹状体和边缘网络（包括前额叶皮质、海马、杏仁核、壳核和丘脑）灰质体积减小有关。

（二）氧化应激和神经炎症

在过去几年中，研究人员一直提倡氧化应激和神经炎症机制作为抑郁症的介质作用。事实上，长时间的神经炎症反应对心理和身体健康都有负面影响。抑郁症可以被认为是慢性炎症综合征的神经精神表现，也是因为它与几种自身免疫和神经退行性疾病有关。

（三）下丘脑－垂体－肾上腺轴（HPA）功能障碍

HPA 是神经内分泌系统的重要部分，参与控制应激的反应。证据表明，抑郁症和焦虑症患者通常患有 HPA 功能障碍，表现为皮质醇分泌增加、促肾上腺皮质激素释放激素分泌增多和糖皮质激素敏感性降低。糖皮质激素升高可减少海马神经元的新生。在慢性应激灵长类动物模型中，海马对过量糖皮质激素具有高度敏感性，急性暴露于高浓度糖皮质激素的海马会对 HPA 产生负反馈调节，但长期暴露于海马中的糖皮质激素会破坏海马对 HPA 的负反馈调节，最终导致抑郁症和 HPA 过度活动。HPA 的反馈调节障碍导致海马神经元的损伤和凋亡增加，并改变海马区域的结构和功能。

（四）BDNF 在抑郁症患者中降低

在啮齿动物模型中，HPA 的长时间过度激活及由此导致的糖皮质激素暴露时间延长可能导致 BDNF 水平降低，导致海马神经生长缺乏，老年人出现抑郁和记忆力下降。

（五）神经系统与肠道菌群之间存在着双向互惠的交流关系

伴随慢性低度炎症的发生，免疫系统衰退似乎与肠道菌群的结构和组成密切相关。由于年龄相关性神经退行性疾病和抑郁症均与炎症相关，因此可以推断，年龄相关性抑郁症影响肠道菌群的组成。有趣的是，有研究还发现了肠道菌群和海马神经发生之间的相关性。此外，有研究表明携带重度抑郁症患者肠道菌群的小鼠表现出抑郁样行为。

三、运动改善抑郁症的效果

抑郁症的治疗方法包括药物治疗、电休克治疗、认知心理治疗和运动。最常用的是药物治疗，但在药物代谢方面，老年患者与年轻患者有很大差异。同时，不同药物间的相互作用会导致不良反应。因此，在过去几年中，运动作为一种替代治疗方法出现，适用于所有年龄段的患者。但是关于老年抑郁症患者的同等效果数据是不确定的，这是由于用于高年龄段的运动疗法本身是多种多样的，而且大多数时候，更有益的疗法（如骑自行车）不能用于老年抑郁症患者。一项研究发现，老年抑郁症患者接受了 12 个月的 PEARLS 治疗后，其抑郁症状的严重程度大大降低，健康状况也得到了明显改善。进一步的研究证实了运动在减少老年患者的抑郁症状方面所起的积极作用。事实上，药物治疗与运动相结合，能为抑郁症患者带来更明显的益处，减少与抗抑郁药相关的心血管风险。目前，主要的抗抑郁运动干预措施包括有氧运动、抗阻运动、瑜伽、太极拳等。不同的运动对抑郁症有不同的影响。运动的强度和持续时间与抗抑郁效果有独立的相关性。流行病学研究证实，有氧运动或抗阻运动及身心运动，如球类运动、慢跑、骑自行车、跳舞、游泳和太极拳，具有抗抑郁作用。

（一）有氧运动

有氧运动具有良好的抗抑郁作用，可通过改变单胺神经递质、升高去甲肾上腺素水平、降低皮质醇水平，来减轻抑郁症状。此外，在动物模型中，有氧运动还与抑郁大鼠中枢神经系统中的神经活性物质浓度和大脑 BDNF 激活相关。积极的有氧运动还可增加 β—内啡肽。

系统综述表明，至少 9 周、每周 3～4 天的中等强度有氧运动可有效降低抑郁风险，且长期运动更有效。然而，一项研究表明，在短时间（10 天）的运动中，80％最大心率的间歇有氧运动强度同样可以显著改善抑郁症状。Blumenthal 等（2020）发现，有氧运动（强度为 70％～85％最大心率，每次 30 分钟，每周 3 次，持续 4 个月）与抗抑郁药有类似效果；Helgadttir 等（2020）还发现，与中或高强度有氧运动（每周 3 次，持续 12 周）相比，低强度有氧运动后，抑郁症患者（18～67 岁）的蒙哥马利-阿斯伯格抑郁评定量表（Montgomery-Asberg Depression Rating Scale，MADRS）评分显著降低。尽管许多研究表明有氧运动的抗抑郁效果优于传统药物，但抑郁症患者对有氧运动的剂量-反应关系尚且不明确。

（二）抗阻运动

抗阻运动是增加肌肉力量、容量和耐力的有效方式，不仅能延缓肌肉退行性变，促进新陈代谢，有效减少年龄相关性跌倒和骨折，还能缓解焦虑、自卑等不良情绪。虽然关于抗阻运动对抑郁症的作用的研究较少，但也有证据表明，抗阻运动可单独或联合用于抑郁症治疗。

抗阻运动可能是通过调节单胺神经递质和神经免疫指标来抗抑郁。研究证明，10 周的抗阻运动（每周 2 次，每次 90 分钟）有效改善了抑郁症状和降低 C 反应蛋白水平。还有研究发现经过 8 周的抗阻运动（每周 3 次，50％～70％最大心率）后，抑郁症患者流调用抑郁自评量表评分降低，血浆 5-羟色胺、去甲肾上腺素水平升高，皮质醇水平降低，起到抗抑郁的作用。但抗阻运动需要适宜的技术指导和器械，仍需长期随访研究和详细描述运动强度和类型。

（三）身心运动

瑜伽和太极拳等身心运动有助于减轻不良情绪，缓解疲劳，提高睡眠质量，预防心血管疾病。越来越多的研究表明，身心运动可以缓解抑郁症状。许多研究表明，瑜伽的抗抑郁效果不但显著优于常规护理和有氧运动，还与抗抑郁药有相似的短期效果。Kinser 等（2013）研究发现，长期规律练习瑜伽可显著改善抑郁症状。

太极拳可以从心理和生理两方面治疗抑郁症。Li 等（2021）给予脑卒中后抑郁症患者坐着打太极拳（轮椅太极拳）干预 5 周，发现试验组比常规治疗组的改善更大。另一项研究也表明，传统的 6 式太极拳运动（8 周，每次 30 分钟）可以改善脑卒中后抑郁症患者的抑郁症状。此外，太极拳联合药物治疗的抗抑郁效果优于单纯药物治疗。Lavretsky 等（2011）将 112 例 60 岁抑郁症患者随机分为太极拳组（20 个标准动作，10 次为 1 组，每周 1 组）和健康教育组。结果显示，艾司西酞普兰联合太极拳可降低抑郁症患者的汉密尔顿抑郁量表评分，显著改善抑郁症患者的认知功能，表明了太极拳与抗抑郁药在改善抑郁症状方面具有协同作用。

四、运动改善抑郁症的机制

运动有助于降低罹患抑郁症的风险和改善抑郁症状。一项为期 16 周的研究表明，运动可减轻患者抑郁症状并提高学习记忆能力，且运动的抑郁症患者与未运动的抑郁症患者相比，死亡率降低了 40%。运动可大大降低抑郁症状的严重程度，并且耐受性良好，同时增加了患者体能。

（一）运动改善中枢神经系统的结构

整合影像学和神经生物学等的研究表明，抑郁症患者中枢神经系统的海马、杏仁核、前额叶皮质等特定部位的形态结构异常。抑郁症患者大脑特别是海马结构变化表现为侧脑室扩大、脑沟变宽、海马体积减小、前脑体积缩小等。这些功能障碍可能导致抑郁症患者的情绪行为和其他认知方面的紊乱。研究表明，经过 12 个月中等强度的有氧运动（快步走）能够使海马体积增加约 2%，其体积的增加在海马前部（情绪和动机）最为明显，并且有氧运动能够有效地逆转由年龄增长所致的海马体积减小。6 周的有氧运动（每周 5 次，每次 30 分钟）能够显著增加海马体积，然而停训 6 周后，其海马体积恢复到基线。因此，如果通过增加海马体积来促进抑郁症的康复，需要长期坚持有氧运动。作为辅助疗法，运动能够降低海马细胞凋亡率和减少氧化应激损伤。因此，中等强度的有氧运动作为增加海马体积的治疗策略是有很大希望的，同时可用于提高抑郁症状中的记忆学习能力。综上所述，运动能够降低海马细胞的凋亡率，增加海马体积，提高学习记忆能力，从而缓解抑郁症。

灰质体积减小是抑郁症患者的一个显著生理标志。有研究表明，有氧运动干预可使患者的额叶皮质、额叶极、角皮质、前皮质和后扣带回皮质的灰质体积增大，抑郁症状得到改善。

大脑前额皮质和前扣带皮质是运动治疗抑郁症的靶点，运动能够通过调节两者的体积发挥抗抑郁作用。研究发现，经过 6 个月的快速步行运动后，抑郁症人群前额皮质和前扣带皮质的体积有所增加。前额皮质和前扣带皮质体积减小是抑郁和执行功能的核心组成部分，而运动可能改变与晚期抑郁相关的神经异常。

（二）运动增加神经营养因子的含量

实验表明，运动通过影响 BDNF、IGF-1 和 VEGF 含量的变化来调节海马结构和功能，这些生长因子是运动后上调的关键蛋白，能促进细胞增殖和生长，以及神经元发育和功能增强等。

研究表明，运动通过提高 proBDNF 的含量来改变 mBDNF/proBDNF 比值，从而促进 BDNF mRNA 的表达，激活 BDNF 信号通路，增加海马和皮质区域的 BDNF 表达，促进海马神经的新生，改善海马功能障碍和记忆。有氧运动可使老年人海马体积增加，而海马体积增加也会促使血清 BDNF 增加。外周 BDNF 浓度在一定程度上可以反映中枢神经系统的健康状况，因此，运动在调节 BDNF 的浓度中发挥了极大的作用，继而发挥抗抑郁作用。

VEGF 是一种低氧诱导蛋白，与认知功能的提高有关，而 IGF-1 是一种多功能细胞增殖调控因子，在细胞的增殖分化和个体的生长发育中起着关键作用。中枢神经系统中的 IGF-1 和 VEGF 在突触传递、神经发生和记忆中发挥重要的作用，运动后两者在外周体液中含量均增加，透过血-脑屏障，增加海马体积，从而调节突触可塑性、突触密度和成熟神经元的神经传递来改善海马依赖性、记忆和神经生长。同时，研究证实，IGF-1 增强可诱导海马 BDNF 含量增加，这也是运动影响学习和记忆的关键因素。

（三）运动改善 HPA 功能

HPA 主要参与心理和身体压力的适应性反应，许多抑郁症患者通常患有 HPA 功能障碍。HPA 的活动主要受皮质醇分泌的影响。而运动对 HPA 的调节主要表现为影响皮质醇的含量和改善 HPA 的功能状态。目前大部分研究认为运动可以使较高水平的皮质醇恢复到正常水平。研究发现，8 周运动可以改善青少年女性（罹患中度到轻度抑郁症）的抑郁症状并降低 24 小时后尿液中皮质醇水平。因此，当抑郁症患者以 HPA 的过度活跃为特征时，运动能够减弱 HPA 对压力的反应。同时，运动还可以逆转慢性应激所导致的大鼠皮质酮升高和皮质醇降低，诱使 HPA 对应激产生适应性，从而起到抗抑郁的作用。HPA 过度激活后导致海马细胞凋亡和抑郁的发生，运动能够拮抗因应激刺激导致的动物皮质酮水平异常，并且通过调节 HPA 的功能保护海马组织不受损伤，维持海马对 HPA 的正常调控功能以预防抑郁。

（四）运动抑制促炎因子的分泌

与抑郁症有关的关键性促炎因子主要有 TNF-α、IL-1α 和 C 反应蛋白。研究证实，促炎因子不仅会诱发抑郁症状，而且会在没有精神障碍病史的患者中诱发真正严重的抑郁症。运动状态下骨骼肌产生大量 IL-6，IL-6 可作为抗炎因子，通过刺激 IL-10 等其他抗炎因子的分泌，间接起到抗炎作用。研究表明，运动过程中产生的 IL-6 能够抑制促炎因子 TNF-α、IL-1α 和 IL-8 的产生。这一发现表明，炎症所导致的抑郁症或许能够通过运动来缓解其相关症状。

综上所述，运动作为抑郁症的替代或辅助性治疗手段得到普遍认可。在其神经生物学机制中，运动通过改善中枢神经系统结构，调节神经营养因子、HPA 和炎症系统等来缓解抑郁症。运动通过提高神经营养因子的含量，促进海马神经元的新生、存活和分化。同时，运动亦能够通过调节皮质醇及 IL-6 的水平使 HPA 功能障碍得到缓解，从而有效刺激中枢神经系统，达到缓解抑郁症的效果。

运动抗抑郁的可能机制见图3-9。

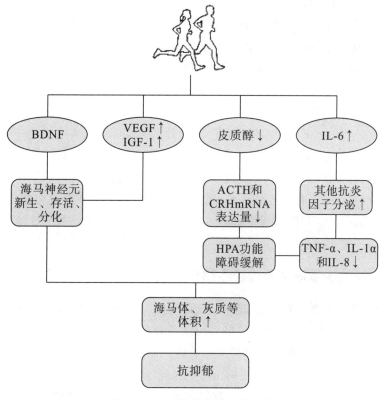

图3-9　运动抗抑郁的可能机制

注：图片引自陈敏，张晓波，罗玉珍，等. 运动锻炼改善抑郁症的神经生物学相关机制研究进展［J］. 中国体育科技，2021，57（4）：89-97。

第六节　运动与创伤性脑损伤

一、创伤性脑损伤的发展与特点

创伤性脑损伤（traumatic brain injury，TBI）是指暴力因素作用于头部，造成脑组织器质性损伤的现象，每年影响全世界数百万人。临床上，TBI对脑结构和功能的影响包括任何时期的意识丧失、创伤后遗忘、神经缺陷（如虚弱、失去平衡、视力问题）或精神状态的改变（如意识障碍、定向障碍等）。大多数TBI是轻度创伤性脑损伤（mild traumatic brain injury，mTBI），在文献中也被称为脑震荡。一般来说，TBI会造成身体和社会心理负面后果，导致医疗负担和经济成本增加。少数mTBI患者还会出现一系列身体、认知和情绪问题，称为脑震荡后症状，可持续数月或数年。长期的 mTBI 或亚震荡损伤史也可能会增加神经退行性疾病的风险，如帕金森病和阿尔茨海默病。

大量证据表明，与年轻人相比，老年人在遭受 TBI 后面临着更高的风险，因为他们的死亡率和功能障碍的严重程度更高，跌倒是导致老年人 TBI 的一大致病机制。一项基于人口的大型研究发现，在宾夕法尼亚州年轻人 TBI 发病率下降的同一时期，老年人的发病率却增加了 1 倍以上。

在多种潜在的慢性病背景下，老年人 TBI 的管理更加复杂，也会极大地增加医疗费用。Susman 等对纽约州创伤登记处的 45982 名患者进行的一项大型研究结果显示，65 岁及以上老年患者与 65 岁以下的患者相比，院内死亡的风险明显更高（超过 1 倍）。在同一研究中，与非老年 TBI 患者相比，老年 TBI 患者在出院时也有更高的严重功能障碍率，出院后进入长期护理机构的概率也达 2 倍。因此，降低老年人 TBI 发病率和死亡率的最全面和最具成本－效益的方法是预防。

二、创伤性脑损伤的神经生物学机制

神经元死亡、血－脑屏障破坏、氧化应激、破坏细胞结构及神经炎症都是 TBI 的发病机制。神经炎症是免疫系统的重要特征，是中枢神经系统损伤（如 TBI、脑卒中）的保护过程。如果这种炎症太强烈并持续很长时间，会导致 TBI 后的继发性损伤。TBI 的原发性损伤发生在脑外伤后即刻，导致脑组织挫伤、血管损伤和轴突剪切应力，所有这些都导致脑功能的中断。继发性损伤则通过复杂的神经生物学过程级联发生，如缺血和低氧损伤、脑水肿、颅压升高和感染。目前认为，这种神经和代谢活动的级联反应是由多种因素的相互作用诱导的，包括谷氨酸兴奋性毒性、细胞钙稳态紊乱、膜去极化、线粒体功能障碍、炎症、凋亡和弥漫性轴索损伤。对于 mTBI 来说，虽然其总体级联反应与在较严重的 TBI 中观察到的类似，但人们很少关注其神经代谢活动。mTBI 后，神经元膜的破坏、弥漫性轴索损伤和细胞反应预计需要大量的能量。在努力恢复内环境稳定的过程中，细胞膜转变为一种超速运转的状态，但脑血流的中断会导致代谢危象。这一"易损性"阶段可能解释了脑震荡后易损性、持续的症状及相当大的连续损伤风险（即第二次撞击综合征）。

除了病理生理学，TBI 的风险因素也值得关注。包括更加虚弱的身体、慢性病、使用多种药物，以及力量和平衡能力差。老年人虚弱程度更高，这可能是老年人遭受类似伤害后残疾率更高的原因。因此，与年轻人相比，老年人的头部受伤可能更严重。

老年人还经常患有高负担的慢性病（如脑血管疾病）或帕金森病、阿尔茨海默病等神经疾病，这往往会导致跌倒。荷兰一项大型描述性研究发现，跌倒引起

TBI 时的最常见室内活动是在楼梯上行走和做家务,最常见的户外活动是散步和骑自行车。现有数据表明,改变室内外环境(协助走楼梯及减少行走时的绊倒/跌倒)与改善老年人的力量和平衡,可能有助于降低老年人的跌倒发生率。

三、运动缓解创伤性脑损伤症状的机制研究

近年来,运动在 TBI 治疗康复中显示出了希望。研究表明,运动可以提高大脑神经营养因子含量,减少细胞凋亡,促进神经生长、神经元存活和再生,缩小病灶大小,调节炎症反应,减少星形胶质细胞增生,改善脑血流量。而在文献中,运动对 TBI 的疗效褒贬不一。由于缺乏大样本的对照研究,运动作为一种有效治疗选择的结论受到了质疑。但是几篇关于 mTBI 后运动康复的综述表明,在损伤后的自然康复过程中可以进行适当的运动来帮助康复。因为运动对积极的身体和心理健康结果具有有益作用,可以缓解 TBI 后身体、心理和认知领域的一个或多个症状。然而,关于最佳的运动变量仍然不明确,这可以在未来更大规模的研究中进行探索。同时,运动的生理机制及其对症状的影响也不十分清楚。

但是,根据运动对大脑衰老及其他脑部疾病的影响来看,至少我们可以确定运动不仅能够调节创伤后的病理生理变化,还能够延缓相关的认知功能下降。此外,缺乏运动与老年人 TBI 的发生率增加有关,而且久坐不动的生活方式也可能阻碍 TBI 后的康复过程。例如,一些研究表明,运动对 TBI 患者的心肺功能有益。此外,运动也显示出对情绪和抑郁症状的益处,改善贝克抑郁自评量表(Beck Depression Inventory,BDI)评分和生活质量问卷评分。

还有研究表明,运动可能会影响 HPA 调节的稳态,减弱或逆转在神经认知任务中观察到的表现缺陷。运动可诱导抗凋亡作用并加强血-脑屏障完整性。运动还可以预防 TBI 相关的血管风险因素,包括高血压、糖尿病、细胞炎症。它诱导大脑系统的直接变化,从而产生有益变化。运动对大脑可塑性和神经认知功能的改善在健康个体和 TBI 患者中都很明显。此外,对于运动干预 TBI 的作用效果来说,TBI 的程度和深度也是主要的决定因素,同时还有结构性损伤的类型和位置、炎症和脑血管完整性丧失的分布和程度,以及干预的最终疗效。运动对 TBI 的影响是多方面的,从抗凋亡作用到神经可塑性的增强。运动计划必须适应 TBI 患者的诊断、损伤类型和程度,以及预后的具体要求。

参考文献

约翰·瑞迪,埃里克·哈格曼. 运动改造大脑 [M]. 浦溶,译. 杭州:浙江人民出版社,2013.

LU Y,BU F Q,WANG F,et al. Recent advances on the molecular mechanisms of exercise-induced improvements of cognitive dysfunction [J]. Transl Neurodegener,2023,12

（1）：9.

NAY K, SMILES W J, KAISER J, et al. Molecular mechanisms underlying the beneficial effects of exercise on brain function and neurological disorders [J]. Int J Mol Sci, 2021, 22 (8): 4052.

GEDA Y E. Mild cognitive impairment in older adults [J]. Curr Psychiatry Rep, 2012, 14 (4): 320—327.

PETERSEN R C, DOODY R, KURZ A, et al. Current concepts in mild cognitive impairment [J]. Archi Neurol, 2001, 58 (12): 1985—1992.

REISBERG B, FERRIS S H, DE LEON M J, et al. Stage—specific behavioral, cognitive, and in vivo changes in community residing subjects with age—associated memory impairment and primary degenerative dementia of the Alzheimer type [J]. Drug Dev Res, 1988, 15 (2—3): 101—114.

HUANG X, ZHAO X, LI B, et al. Comparative efficacy of various exercise interventions on cognitive function in patients with mild cognitive impairment or dementia: a systematic review and network meta—analysis [J]. J Sport Health Sci, 2022, 11 (2): 212—223.

BIAZUS—SEHN L F, SCHUCH F B, FIRTH J, et al. Effects of physical exercise on cognitive function of older adults with mild cognitive impairment: a systematic review and meta—analysis [J]. Arch Gerontol Geriatr, 2020, 89: 104048.

MCGURRAN H, GLENN J M, MADERO E N, et al. Prevention and treatment of Alzheimer's disease: biological mechanisms of exercise [J]. J Alzheimers Dis, 2019, 69 (2): 311—338.

TAN Z X, DONG F, WU L Y, et al. The beneficial role of exercise on treating Alzheimer's disease by inhibiting β—amyloid peptide [J]. Mol Neurobiol, 2021, 58 (11): 5890—5906.

GUSTAVSSON A, NORTON N, FAST T, et al. Global estimates on the number of persons across the Alzheimer's disease continuum [J]. Alzheimer Dement, 2023, 19 (2): 658—670.

CASPERSEN C J, POWELL K E, CHRISTENSON G M. Physical activity, exercise, and physical fitness: definitions and distinctions for health—related research [J]. Public Health Rep, 1985, 100 (2): 126—131.

WANG M, ZHANG H, LIANG J, et al. Exercise suppresses neuroinflammation for alleviating Alzheimer's disease [J]. J Neuroinflammation, 2023, 20 (1): 76.

FENG Y S, YANG S D, TAN Z X, et al. The benefits and mechanisms of exercise training for Parkinson's disease [J]. Life Sci, 2020, 245: 117345.

XU Q, PARK Y, HUANG X, et al. Physical activities and future risk of Parkinson disease [J]. Neurology, 2010, 75 (4): 341—348.

SASCO A J, PAFFENBARGER R S J R, GENDRE I, et al. The role of physical exercise in the occurrence of Parkinson's disease [J]. Arch Neurol, 1992, 49 (4): 360—365.

陈敏, 张晓波, 罗玉珍, 等. 运动锻炼改善抑郁症的神经生物学相关机制研究进展 [J]. 中国体育科技, 2021, 57 (4): 89—97.

JAGANATHAN K S, SULLIVAN K A. Traumatic brain injury rehabilitation: an exercise immunology perspective [J]. Exerc Immunol Rev, 2022, 28: 90－97.

KRISHNAMOORTHY V, DISTELHORST J T, VAVILALA M S, et al. Traumatic brain injury in the elderly: burden, risk factors, and prevention [J]. J Trauma Nurs, 2015, 22 (4): 204－208.

ELSER H, HORVATH－PUHO E, GRADUS J L, et al. Association of early－, middle－, and late－life depression with incident dementia in a Danish cohort [J]. JAMA Neurol, 2023, 80 (9): 949－958.

MARINO G, CAMPANELLI F, NATALE G, et al. Intensive exercise ameliorates motor and cognitive symptoms in experimental Parkinson's disease restoring striatal synaptic plasticity [J]. Sci Adv, 2023, 9 (28): eadh1403.

CAMPOS H C, RIBEIRO D E, HASHIGUCHI D, et al. Neuroprotective effects of resistance physical exercise on the APP/PS1 mouse model of Alzheimer's disease [J]. Front Neurosci, 2023, 17: 1132825.

第四章　运动改善认知功能的研究进展

第一节　运动与认知功能

一、与衰老相关的认知衰退和大脑结构的变化

大脑在衰老过程中发生的解剖和功能变化因人而异，但毫无疑问与可变因素（环境）、不可变因素（遗传）及疾病状态有关。但实际的认知变化可能落后于神经解剖学的变化几十年，因此两者之间可能不相关。尽管如此，人们一致认为，随着年龄的增长，大脑的灰质会随着脑室的扩张而减少，导致与年龄相关的大脑皮质变薄，如前额叶、内侧颞叶和顶叶皮质在衰老影响下，其突触密度降低导致神经元死亡和可塑性降低。白质也随着年龄的增长而减少。由楔前叶、扣带后、内侧前额叶和外侧顶叶皮质组成的默认模式网络，随着年龄增长，其功能连通性会降低，并导致注意力、记忆力和执行功能减弱。还有研究表明，认知衰退与脑血管功能受损有关。健康个体中的脑血流量和代谢的减少与功能连通性的降低和解剖变化有关，这一现象在帕金森病患者中加剧。

二、运动带来的认知功能方面的益处

规律运动能够带来生理和健康方面的益处。许多系统综述和 Meta 分析证明，运动可以改善无痴呆老年人和患有轻度认知障碍或痴呆人群的整体认知功能，其能够通过刺激分子机制（如 BDNF）、提升学习和记忆等来改善认知功能。WHO 推荐把规律运动作为一种维持健康认知状态的手段。因此，目前公众共识是长期规律运动对健康人群维持认知水平具有积极作用。Ciria 等（2023）分析总结出：①进行规律运动可以提高儿童、青少年和老年人的认知功能，但对青壮年作用的证据有限；②尽管运动在记忆和注意力等其他认知领域也有作用，这种影响似乎普遍集中在执行功能方面；③影响程度往往是适度的；④有很多因素可能会影响和调节这一作用（如运动强度、运动持续时间、运动模式等）。Sarah-Naomi 等（2023）对 1417 名研究对象（53％为女性，36~69 岁）进行前瞻性纵向队列研究发现，成年期的任何时候进行运动，都与较高的晚年认知状态有关，而且终身保持运动的效果是最理想的。Northey 等（2018）关于运动干预对 50 岁以上人群认知功能的 Meta 分析结果表明，无论参与者的认知状况如何，运动

均能够改善 50 岁以上人群的认知功能。这项 Meta 分析还建议患者在 1 周内尽可能多地进行至少中等强度（每次 45~60 分钟）的有氧运动和抗阻运动。

记忆力减退常出现在中年时期，大约 1/9 成年人（≥45 岁）有记忆问题。这是由于海马比其他大脑区域更容易受到衰老相关退化的影响。因此，保持海马体积是很重要的，海马体积减小处于正常认知和痴呆过渡阶段，还伴随着轻度认知障碍和主观认知功能下降的问题（如自我报告记忆问题等）。鉴于目前缺乏药物治疗来预防和逆转海马体积减小，使用非药物手段来促进海马完整性和改善年龄伴随情境记忆能力，显得尤为重要。有氧运动是一种有组织的、有计划的、重复的、在维持或改善心肺健康的强度下进行的运动。横断面、纵向和随机对照试验均证明有氧运动能增加海马灰质体积、海马血容量和海马功能连通性。因此，规律运动作为一种低成本、可控制和易实现的治疗方法，可以增强海马相关功能，预防/延迟衰老和降低病理性认知衰退早期阶段出现的海马退变风险。

随着年龄增加和帕金森病的出现，情境记忆能力下降是最早出现的认知衰退标志之一。情境记忆能力是对过去个人事件和经历的记忆，它由大脑皮质和皮质下结构的分布式网络结构调控，包括海马和前额皮质。

关于有效改善情境记忆能力的运动强度和运动量方面，有研究显示，18~39 周有氧运动（每周 3 次，每次 15~90 分钟，总运动时长>3900 分钟）在改善 55 岁及以上成年人（无痴呆）的情境记忆能力方面具有良好的效果。也有研究显示，至少 26 周有氧运动（每周 150 分钟有氧运动）将会在改善 55 岁及以上成年人（无痴呆）情境记忆能力方面具有良好的效果。

研究已经证明，中年时期坚持运动可延缓中年语言记忆和搜索速度下降。在整个成年时期一直保持积极运动与 69 岁时更高的认知表现和言语记忆得分有关，而且在敏感时段进行运动能够更好地改善晚年认知功能。同时，运动对晚年认知功能具有累积效应，即一个人运动的时间越长，他们晚年的认知功能就越高。

三、运动对认知功能影响的矛盾观点

有报道称，运动干预对健康人群认知功能的效果不确定。Verburgh 等（2014）发现没有任何证据表明运动干预对健康老年人认知功能有任何效果。Ciria 等（2023）对 24 篇文献（包括 109 个随机对照研究、11266 名健康受试者）进行 Meta 分析后发现，运动对认知功能的作用可能被高估了。即使持续数年运动，其也与任何认知功能优势无关。此外，Lenze 等（2022）发现，长期运动并没有导致主观上存在认知问题的老年人（平均年龄 71.5 岁）的情境记忆或执行功能改变。

不仅如此，近年来，不少关于痴呆患者运动益处的系统综述也显示出相互矛盾的结果。例如，一项研究表明，无论痴呆的类型或运动干预的剂量如何，有氧运动对痴呆人群认知障碍都有积极作用。然而，有些综述则表明运动可以改善痴呆人群身体状况，但不能改善认知障碍、神经精神症状或提高与健康相关的生活质量。但是这些综述多存在研究规模小、研究方法学质量较低、随访时间有限和结果存在无法解释的异质性等问题。

一般认为，有氧运动和抗阻运动相结合的模式在改善痴呆人群认知功能和身体益处方面要比单独有氧运动效果更好。但 Lamb 等（2018）通过长期使用中等到高强度组合运动（有氧运动和抗阻运动结合）干预轻度至中度痴呆患者的认知功能，发现此运动计划不能减缓轻度至中度痴呆患者的认知障碍，运动虽然改善了体适能，但在其他临床结果上没有明显的改善。一个芬兰的阿尔茨海默病运动研究发现，12 周的家庭式抗阻运动和平衡训练对功能独立性有好处，但对整体认知功能或认知灵活性没有任何好处。其他相对大型的研究也报告了运动对痴呆人群整体认知功能无任何效果。

运动改善认知功能缺乏令人信服的证据，可能表明运动本身并不能充分刺激痴呆人群认知功能。例如，研究发现多组分运动只对轻度认知障碍患者认知功能有显著改善，而对痴呆患者则没有这一作用。这或许表明，痴呆病因的多样性可能需要多种干预措施，除了认知训练、社会刺激和感官丰富，运动最好能够作为综合干预计划的一部分，因此，为了提高运动干预的效果，可能有必要将认知训练和运动结合起来并同时进行，但这种综合干预措施的最佳持续时间尚需要研究确定。除了综合干预措施，更个性化的方案可能是获得最佳结果的必要条件。基于此，中等到高强度的有氧运动和抗阻运动不是治疗轻度至中度痴呆老年人认知障碍、功能障碍或行为障碍的有效方法，未来的研究应该探索其他形式的运动。另外，还应该考虑到某些类型的运动干预可能会加重认知障碍，以及运动干预的时间问题。

目前一种可能性是，运动对患有某些疾病人群的某些认知功能有促进或保护作用（如帕金森病），同时，身体和认知训练的运动类型（如瑜伽）能够影响运动带来的健康受益。除此之外，有证据表明高强度运动与老年人更好的认知功能有关。因此，运动强度是否与可能导致痴呆患者认知变化的生理参数变化有关，将会是未来的研究重点。

四、运动对不同人群认知功能的改善效果

目前公共卫生政策和指导方针提倡人们积极进行运动，以获得认知方面的益处。应该促进健康人群掌握运动技能和提升运动动机，鼓励他们在生命的各个年龄段都要参与和保持运动。

（一）运动对无明显认知障碍人群认知功能的改善效果

全球人口老龄化日益严重，对于暂未出现明显认知障碍的人群而言，如何有效预防认知障碍十分重要。大量证据表明，运动能够改善这类人群的认知功能，尤其可

以提高无痴呆症状老年人的认知功能，并且在结合认知训练时改善效果更为明显。

舞蹈类运动能够显著改善无痴呆、抑郁症状老年人的认知功能。开放式运动（如篮球、网球、乒乓球和羽毛球等）比封闭式运动（如跑步、自行车等）更能有效激活健康中年人的多个脑区域。郭玮等也发现开放式运动相较于封闭式运动能更好地改善老年人在视空间信息干扰任务测试中的表现。此外，长时间且高强度的抗阻运动更有助于减缓老年人的认知衰退。

（二）运动对轻度认知障碍人群认知功能的改善效果

轻度认知障碍阶段可能是实施预防性策略以延缓痴呆发生的最佳阶段。到目前为止，还没有批准治疗轻度认知障碍的药物，且药物治疗对认知功能的影响有限，但有迹象表明通过改变生活方式可以逆转轻度认知障碍，或至少可以减缓其向痴呆的发展。

研究表明，轻度认知障碍患者的整体认知、执行功能、注意力和记忆力随着运动的增加得到改善，同时，运动对轻度认知障碍患者认知功能改善效果比药物更大，且持续 6 个月以上的运动干预效果更好。身心运动和中等强度的运动对改善轻度认知障碍老年人的认知功能具有特别明显的效果。将运动和脑力活动搭配起来能够更好地改善轻度认知障碍患者的认知功能，而中等强度的运动比低强度和高强度运动有更好的效果。最近，一项对跨越成年人寿命的随机对照试验的系统回顾显示，有氧运动可以带来注意力和处理速度、执行功能和记忆方面的适度改善。对轻度认知障碍老年人来说，太极拳、八段锦和舞蹈等具有认知参与的运动似乎比非认知参与的运动有更强的效果。每周进行 3 次 60 分钟较为轻松的结构性肢体运动（上肢运动包括钉板游戏、抛沙袋和坐式握球，下肢运动包括"跳房子"和足部压力转换游戏）也能使轻度认知障碍患者的认知功能明显改善。因此，应该考虑将运动融入老年轻度认知障碍患者的日常生活，以达到提高认知功能的目的。虽然目前尚无较为公认的推荐运动方案，但在改善轻度认知障碍患者认知功能方面，结合脑力活动的运动项目可能值得关注。

（三）运动对阿尔茨海默病患者认知功能的改善效果

对于阿尔茨海默病患者而言，运动是否可以改善其认知功能，目前说法不一。Meta 分析发现，运动量较多的阿尔茨海默病患者在认知和体能方面比静坐少动患者有更大改善。在老年阿尔茨海默病患者的自然衰退过程中，增加 6 个月的有氧运动干预能够显著减缓其认知功能的下降程度。

对阿尔茨海默病患者使用运动干预仍有一些问题有待解决。在最近一项 Meta 分析（包括 9 项随机临床试验、400 多名参与者）中未能发现运动干预对认知功能的益处。还有一些 Meta 分析纳入了将运动干预与其他疗法相结合的研究，这可能造成对运动本身的具体效果的低估。同时不同研究中运动干预方案

（尤其是在运动持续时间方面）的差异对结果也有影响。

总体而言，目前的研究多支持运动干预对阿尔茨海默病患者认知功能的有益影响。作为非药物干预手段，运动能显著改善阿尔茨海默病患者的认知功能。Ortiz等（2021）系统综述表明，运动干预可能改善阿尔茨海默病患者的独立性功能标志、身体功能、平衡能力、神经精神症状，同时表现出认知功能改善的趋势（图4-1）。Zhu等（2020）评估了以运动为基础的干预措施的综合效果，发现阿尔茨海默病患者在执行功能、工作记忆、认知灵活性和表现方面的水平有显著提升。因此认为，运动作为一种有效工具，可以减缓阿尔茨海默病患者的功能、身体和认知功能下降，以及减轻神经精神症状。

除此之外，运动可以发挥抗炎作用，改善脑组织中的氧化还原状态，从而改善阿尔茨海默病的一些特征，起到对抗阿尔茨海默病发展、延缓阿尔茨海默病状态下恶化进程的作用。同时，运动还能促进BDNF的释放，从而对认知功能和大脑结构都有好处。运动还会影响中枢神经递质的释放，从而诱导有益的神经适应。运动也可以抵消一些与阿尔茨海默病患者预后较差相关的风险因素，如血管功能障碍、肥胖、糖尿病。

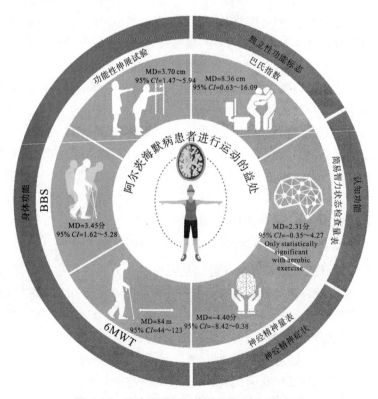

图4-1 运动改善阿尔茨海默病人群身体功能

注：图片引自 LOPEZ－ORTIZ S, VALENZUELA P L, SEISDEDOS M M, et al.

Exercise interventions in Alzheimer's disease: a systematic review and meta - analysis of randomized controlled trials [J]. Ageing Res Rev, 2021, 72: 101479.

（四）运动对帕金森病患者认知功能的改善效果

研究表明，诊断帕金森病后第一年如出现轻度认知障碍，预示痴呆风险会增高。被诊断为帕金森病且出现轻度认知障碍的患者中，超过 25% 在 3 年的随访中发展为痴呆，而未出现轻度认知障碍的帕金森病患者的这一比例不到 1%。

认知障碍对帕金森病患者及其家庭照顾者的生活质量有很大影响，所以，找到管理认知功能下降所需的方法非常重要。运动可以对帕金森病患者认知功能起到保持或改善作用，如探戈、认知训练结合运动（拉伸、强化和轴向活动）和跑步。较长时间的舞蹈干预可改善帕金森病患者的认知功能，如执行功能、视空间记忆或流体智力，同时混合舞蹈方式的益处更大。探戈是帕金森病患者最常用的舞蹈类型，其节奏性的来回行走、旋转、速度改变，可增加患者自尊和社交，对认知功能改善具有很大益处。研究表明，24 周探戈舞蹈干预后，3 个月随访期内均能显著改善帕金森病患者整体认知功能。此外，认知训练联合运动可改善帕金森病患者认知功能，将有氧运动专门纳入认知训练可以增强神经可塑性，并改善认知功能和运动技能。另一项显示出益处的干预措施是跑步机运动，4 周的跑步机运动可提高帕金森病人群处理速度、持续注意力和认知灵活性。一项关于运动对帕金森患者认知功能的 Meta 分析发现，对于临床诊断 6 年且处于轻度至中度阶段的帕金森病患者，运动在整体认知功能、执行力、持续注意力和认知灵活性方面有积极而显著的影响；跑步机运动（每周进行 3 次，每次约 60 分钟，持续 24 周）使患者认知方面发生了更大的改善。每周进行 2~3 次中等强度有氧运动对轻度至中度帕金森病患者的执行功能有很好的影响。

五、不同负荷的运动对认知功能的改善效果——以血乳酸为评价指标

在运动改善认知功能的研究中，运动负荷的设定与认知功能的改善效果密切相关。为达到通过运动改善认知功能的目的，必须选择适宜的运动负荷。但目前还没有较为公认的推荐运动负荷。由于个体差异，同样的运动负荷对不同个体也可能产生截然不同的效果。因此，有学者建议采用血乳酸水平作为运动负荷的评价指标。乳酸在机体运动过程中通过工作肌肉大量释放，通过单羧酸盐转运蛋白穿越血-脑屏障，从而被大脑利用，以满足神经元增加的能量需求。此外，乳酸不但能够作为能量底物为神经元供能，还能够促进少突细胞合成髓鞘，为较长距离的神经信号传递提供便利，从而改善大脑功能。鉴于乳酸在认知功能中扮演的重要角色，此部分归纳汇总了引起不同血乳酸水平变化的运动与认知功能的关

系，从而进一步明确运动对认知功能的改善效果。

（一）较低血乳酸水平（<5mmol/L）的运动与认知功能

大量研究表明，较低血乳酸水平（<5mmol/L）的运动能够改善认知功能。排球运动员的血乳酸水平从 1.1mmol/L 上升至 1.7mmol/L 后，其反应耗时显著降低。血乳酸水平分别达 1.3mmol/L、2.4mmol/L、4.7mmol/L 的自行车运动均能够显著降低受试者的反应耗时。血乳酸水平 1.58mmol/L 或 4.05mmol/L 的功率自行车运动能够改善受试者的情境记忆能力。也有研究团队发现血乳酸水平达到 2.8mmol/L 或 4.0mmol/L 的功率自行车运动将导致执行能力测试得分显著降低。这可能与该研究中受试者被要求不吃早餐有关，不吃早餐降低了大脑的能量底物供应。

（二）中等血乳酸水平（5~8mmol/L）的运动与认知功能

研究发现，导致认知功能下降的运动的血乳酸水平多为 5~8mmol/L（中等）。这可能是由于高强度运动过程中脑血流量下降，大脑代谢需求无法得到满足，5~8mmol/L 的血乳酸水平无法抵消该运动强度下脑血流量降低带来的不利影响，而超过 8mmol/L 后血乳酸的神经营养作用则可能能够覆盖脑血流量降低带来的不利影响。这一假设需要未来研究予以证实。

（三）较高血乳酸水平（>8mmol/L）的运动与认知功能

尽管偶有相反的结论，但大量研究表明高血乳酸水平的运动能够改善认知功能。进行血乳酸水平达 18.51mmol/L 的间歇冲刺跑后受试者执行能力显著改善。进行血乳酸水平达 8~12mmol/L 的运动后，血乳酸水平与血清 BDNF 水平成正相关关系，而 BDNF 早已被证实与认知功能提高有关。进行血乳酸水平达 9mmol/L 的抗阻运动后，血清 BDNF 水平显著上升。血乳酸水平达 11.36mmol/L 的功率自行车运动能够改善受试者的情境记忆能力。进行血乳酸水平超过 10mmol/L 的功率自行车运动后，血清 BDNF 水平显著上升，且认知功能评价量表成绩显著提高。此外，研究发现进行血乳酸水平达 10mmol/L 的高强度间歇有氧运动（high-intensity interval training，HIIT）后，受试者认知功能测试成绩显著上升，且能维持 40 分钟；而受试者在第一次 HIIT 后休息 60 分钟进行第二次同样的 HIIT，发现其血乳酸水平上升幅度减小（达 6mmol/L），且认知功能测试成绩的上升仅能维持 10 分钟。这一结果表明运动间歇时长对运动后血乳酸水平和认知功能均产生较大影响。

基于上述研究结果可知，较低或较高血乳酸水平的运动均能够改善认知功能，而中等血乳酸水平的运动似乎并不能够改善认知功能。因此，为保护认知功能，应谨慎进行血乳酸水平达 5~8mmol/L 的运动。未来研究应系统地探究不同剂量外源性乳酸干预及运动导致的不同血乳酸水平对认知功能的影响，并对这一现象的机制进行探索。

第二节 改善老年人认知功能的适宜运动

一、改善老年人认知功能的最佳运动类型和剂量

对于临床上没有禁忌证的特定患者，运动可能被认为是医疗环境中促进其健康的重要组成部分。但需要确定运动的最佳方案，以使特定人群的运动益处最大化。但目前在这方面的研究存在两个主要的知识缺口，即运动类型和剂量。

首先，运动和认知之间的关系可能依赖于所采用的运动类型。研究表明，最大的认知功能改善是通过舞蹈类运动或身心运动获得的。一项较新的文献（2021）也强调了组合运动方式干预对改善老年人整体认知的好处。最近的一项Meta分析（Huang等，2022年）结果显示，组合运动方式干预对轻度认知障碍患者的认知改善最为有效，而抗阻运动对已确诊的痴呆患者最为有效。但目前还无法确定改善老年人认知功能的最优运动类型。

其次，探究运动和认知功能之间的剂量－反应关系，对于确定运动的最小有效剂量和最佳剂量，以及改善老年人的认知功能的最大安全阈值至关重要。对于有认知障碍的老年人来说，高剂量运动干预（每周>150分钟中等强度运动）比低剂量运动干预（每周<150分钟中等强度运动）效果差。研究发现，运动和认知之间存在非线性剂量－反应关系。与临床相关认知功能变化相关的最小运动剂量估计为每周724 METs·min，超过每周1200 METs·min的运动剂量带来的益处不太明显。剂量－反应关系还存在运动类型依赖性，许多运动在较低剂量可能就可发挥临床作用。由此可知，运动和认知功能之间没有最小阈值，在临床上，引起改变的预期最小运动剂量是每周724METs·min，略高于WHO推荐的运动水平下限（600METs·min，相当于每周150分钟中等强度运动或75分钟大强度运动）。这一发现非常重要，因为对于许多老年人来说，每周724METs·min可能是一个易于实现的目标，且可以带来实质性的健康受益。另外，研究发现大于每周1200 METs·min（每周300分钟中等强度运动或者150分钟大强度运动）的运动剂量带来的益处不太明显，并且这一剂量超出了WHO建议的运动水平上限。另外一个有趣的发现是，超重或肥胖人群可能会从比正常人群更低的运动剂量中获益。也就是说，超重或肥胖人群需要先从较低运动剂量开始运动，逐渐增加运动剂量，以获得认知功能改善的健康效益。另外，Northey等（2018）认为，在45~60分钟的持续时间内，不论中等或高强度的运动或任何频率的运动均都有利于认知功能的改善。

剂量－反应关系的研究有几个主要的临床意义。第一，清晰告知老年人能够

最大化获取认知健康的运动类型和剂量。第二，明确运动比不运动好，2020 年《WHO 体力活动和静态行为指南》中描述的"每多走一步即可改善认知"等建议可能是提高老年人认知功能的更可行、更有效的建议。第三，每周低于 600METs·min 有氧运动或者每周 500METs·min 抗阻运动就能产生临床上的重要影响。

对于阿尔茨海默病人群来说，运动剂量可能会影响患者的代谢反应，从而影响观察到的益处。大运动强度可以增加肌肉产生的小分子肽（肌因子）和乳酸的释放，这些小分子依次穿过血－脑屏障，并可能增加 BDNF 等神经营养因子的产生。所以，高强度有氧运动可更有效地减缓阿尔茨海默病的进展。另外，有生理方面的证据支持抗阻运动对帕金森病具有潜在益处。也有研究认为，持续 6 个月的有氧运动是诱导认知改变所需的最小剂量。综上所述，运动干预（例如，每周进行 2~3 次，每次 30~60 分钟，持续至少 2 个月，最好持续至少 6 个月，同时进行有氧运动和抗阻运动）可以改善阿尔茨海默病人群认知功能、神经精神症状、功能独立性和身体功能。

二、改善老年人认知功能的最佳运动方式

调节运动方案的各种参数可以对身体适应产生复杂的刺激，包括持续时间、频率、强度和运动方式或类型。同时，不同运动方式引起的适应性是高度特异性的，运动和认知功能之间也存在运动类型依赖性。

早期的 Meta 分析发现，有氧运动对老年人的认知功能有很大好处，其与执行功能等复杂认知任务的大幅改善有关。对过去 5 年发表的系统综述和 Meta 分析的比较表明，在研究环境中，有氧运动（即散步、慢跑和骑自行车）比抗阻运动更广泛地用于改善认知健康。有氧运动已被证明能带来许多生理和认知上的好处，包括增加脑血流量，促进神经可塑性的神经营养因子（如 BDNF）、IGF－1 和 VEGF 等的释放，改善病灶区环境。研究证明，有氧运动对 50 岁以上老年人（不分认知功能状态）的认知功能有益。同时，与单独的有氧运动相比，在有氧运动干预中加入抗阻运动可能对认知功能有额外的好处。

另有强有力的理由表明，精心规划的渐进式抗阻运动可能会引发积极的神经可塑性适应并提供认知益处，但其机制与有氧运动不同。许多随机对照试验已经证明，抗阻运动可以增强健康老年人和认知障碍患者的认知功能。仅一次性抗阻运动就能够改善老年人执行功能、工作记忆、计划质量和抑制能力。与有氧运动相比，低剂量的抗阻运动可引起临床意义上的认知变化。这与最近的研究结果一致（Huang 等，2022），即抗阻运动对提高老年人的整体认知功能的效果更好。6 周渐进式抗阻运动可显著改善轻度认知障碍老年人整体认知功能和执行能力。Stroop 任务是一项测量与选择性注意和认知灵活性有关的执行功能成分的任务。

每周 2 次或每 2 周 1 次的抗阻运动,与平衡训练和张力训练相比,显著提高了 Stroop 任务的表现。对于抗阻运动的时间和频率,研究显示无论采用的持续时间和频率如何,长期抗阻运动依旧能给老年人的认知带来好处,其对大脑可塑性、执行功能和反应抑制的改善有积极而显著的作用。这可能是由于抗阻运动包含更有效的神经心理学过程或抗阻运动在维持日常生活活动方面的重要价值。最新一项研究表明(Montero-Odasso 等,2023),抗阻运动加上认知训练可以显著改善轻度认知障碍老年人的认知功能,效果优于只进行运动的患者。但是,未来的研究需要阐明抗阻运动在改善老年人认知方面优于有氧运动的具体机制。

多组分运动包括耐力、力量、平衡和柔韧性训练,对老年人住院期间的功能下降、虚弱、肌少症、认知、情绪和社交网络等都有积极的影响。越来越多的证据表明,肌肉-大脑轴的存在使运动具有神经保护作用。例如,肌肉收缩与 BDNF 表达的增加有关。所以,多组分运动(包含有氧运动)可能会对轻度认知障碍或痴呆患者的整体认知产生积极影响。虽然改善认知的最优多组分运动方案还不确定,但在认知障碍老年患者的管理中纳入个性化的运动应成为日常临床实践的一部分。

除此之外,还有其他类型的运动,如身心运动和中等强度的运动(最低运动剂量,每周 40~45 分钟)对认知领域的影响更为显著。身心运动通过专注于身体移动和控制呼吸来提高平衡和灵活性,可以改善机体的心肺功能和认知功能,常用于延缓老年人认知功能的衰退。其中,太极拳作为一种集灵活性和协调性于一体的身心运动,在预防阿尔茨海默病、提高老年人认知功能方面具有良好的效果,也越来越受大众的喜爱。研究证明,身心运动可以诱导前额叶皮质、运动皮质和枕叶皮质的激活,并改善大脑的血液供应,使大脑局部结构和功能发生有益变化,从而改善机体的执行控制能力。同时,身心运动可以改善机体心肺功能,进而降低认知功能下降的风险。因此,多组分运动比单独的有氧运动或抗阻运动更能有效地改善老年人的认知功能。

第三节 运动改善认知功能的机制

一、运动通过产生乳酸改善认知功能

乳酸作为运动代谢产物,其含量在运动过程中发生明显变化。运动能够增加海马乳酸的含量,海马乳酸增多能够促进海马 SIRT1 增多,进而促进 PGC-1α 的表达,PGC-1α 可提升 FNDC5 的含量,FNDC5 分解生成鸢尾素。鸢尾素具有明显的改善认知功能。星形胶质细胞可产生大量乳酸,通过单羧酸转运体 MCT2 运输至活跃的神经元,为大脑活动提供能量来源。研究表明运动能够增

加脑部 MCT2 蛋白表达量，进而使得乳酸等能源物质得以被活跃的神经元利用。基因敲除技术亦对这一结果进行了验证：敲除 *MCT2* 基因能够导致大鼠记忆功能损伤，这种记忆功能损伤不能通过注射乳酸能量代谢下游产物来逆转，这表明 MCT2 是神经元摄取能源物质以维持大脑正常运作所必需的。因此，运动激活的 MCT2 使得乳酸等能源物质进入神经元，进而被分解以产生能量，从而保证了大脑的正常工作（图 4-2）。

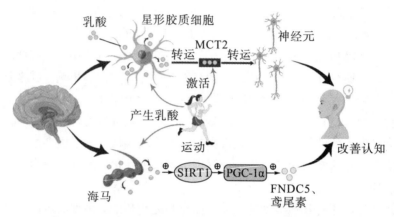

图 4-2　运动通过调节乳酸代谢改善认知功能的可能机制

二、运动通过调控谷氨酸代谢调节认知功能

谷氨酸是哺乳动物中枢神经系统最重要的兴奋性氨基酸，由突触前神经元合成和储存，在神经冲动刺激下释放入突触间隙，与突触后膜上的谷氨酸受体结合并发挥神经营养、神经重塑和记忆等重要生理功能。同时，谷氨酸也是潜在的神经毒性物质，脑内积累过多的谷氨酸对神经系统可产生兴奋性毒性。谷氨酸主要由星形胶质细胞以 Ca^{2+} 依赖的方式分泌到突触间隙，未被利用的谷氨酸主要由星形胶质细胞上的兴奋性谷氨酸摄取转运蛋白（excitatory amino acid transporters，EAATs）进行清除。研究表明，运动能够降低谷氨酸含量并增加 EAAT 表达水平。一次性大强度运动能够增加谷氨酸分解酶（丙氨酸转氨酶和天冬氨酸转氨酶）含量，进而促进谷氨酸分解酶将更多谷氨酸转化为酮戊二酸。一方面避免过多的谷氨酸在脑内积累而产生神经毒性，另一方面谷氨酸代谢产物酮戊二酸也被认为在增加 BDNF 的表达中起重要作用，从而进一步改善认知功能（图 4-3）。

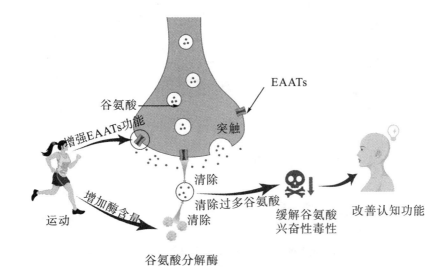

图4-3 运动通过调节谷氨酸代谢改善认知功能的可能机制

注：EAATs，兴奋性谷氨酸摄取转运蛋白。

三、运动通过增加 BDNF 含量改善认知功能

BDNF 具有支持神经元生长、存活和分化等作用，能够调节突触的形态和功能，从而改善认知功能。运动能够显著调节脑内 BDNF 水平。研究发现，运动能够诱导 BDNF 转录产物Ⅳ的增加，而 BDNF 转录产物Ⅳ可能与认知功能有关。一方面，BDNF 转录产物Ⅳ通过 mRNA 的翻译过程完成基因表达，形成成熟 BDNF，从而改善认知功能；另一方面，相较于其他转录产物，研究发现 BDNF 转录产物Ⅳ对神经系统功能具有独特的调节作用。因此 BDNF 转录产物Ⅳ可能作为一种调节物质影响神经系统功能，而不仅仅是作为翻译合成蛋白质的底物。另外，研究发现运动之后肝产生酮体（乙酰乙酸、β-羟基丁酸及丙酮三者的统称）含量增加，酮体通过血-脑屏障进入大脑中，进而导致 β-羟基丁酸在大脑积累，从而抑制组蛋白去乙酰化酶（histone deacetylase，HDAC）亚型 class Ⅰ HDACs 的活性，进而促进基因的转录，促进 BDNF 表达（图4-4）。

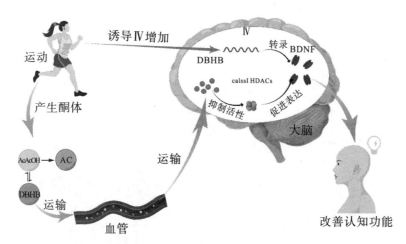

图 4-4　运动通过调节 BDNF 改善认知功能的可能机制

注：Ⅳ，BDNF 转录产物Ⅳ；class Ⅰ HDACs，组蛋白去乙酰化酶亚型Ⅰ；DBHB，β-羟基丁酸；AC，乙酰乙酸；AcAcOH，酮体。

四、运动通过增加 IGF-1 含量改善认知功能

IGF-1 是另一个与 BDNF 协同作用以支持神经可塑性并对学习和记忆有重要影响的关键生长因子。更重要的是，IGF-1 可能是海马内 BDNF mRNA 表达的重要前体成分，其缺失可能导致认知功能受损，尤其是工作记忆和回忆。IGF1 除了可能促进 Aβ 的清除，还可以促进神经可塑性、神经生长、神经修复、突触发生和血管生成的增加，同时，也可能通过上调突触素-1 增强中枢中谷氨酸合成，从而有助于改善认知。动物和人体研究均表明，运动可能调节 IGF-1 含量。一次性运动导致动脉剪切应力增加，生长激素和 NO 合成增强，β-羟基丁酸和乳酸生成增加，所有这些要么刺激 IGF-1 合成增加，促进 BDNF 表达和合成增加，要么通过 HCAR1 诱导 VEGF 上调。来自动物研究的证据表明，一次性或长期运动（特别是有氧运动）可能会增加特定大脑结构中 IGF-1 的产生和摄取。

五、运动通过增加 VEGF 含量改善认知功能

与 IGF-1 类似，VEGF 是海马神经生长和血管生成的关键介质，其能够通过一系列作用改善内皮功能。在动物实验中，有研究表明有氧运动可显著增加 VEGF 的表达，导致海马神经生长，外周阻断 VEGF 可消除运动对海马神经生长的影响。此外，运动诱导的 VEGF 介导的海马神经生长的增加与学习和记忆的改善有关，阻断 VEGF 可损害大鼠工作记忆。事实上，VEGF 介导的运动影响认知的证据仍然有限，它的作用很可能与 BDNF 和 IGF-1 互补，以支持整体大脑和认知功能。

六、运动通过鸢尾素分泌改善认知功能

FNDC5 是一种糖化 I 型膜蛋白，已被确定为一种重要的运动调节因子。运动能够诱导小鼠海马 FNDC5 的表达，FNDC5 可以激活海马神经保护基因。研究发现，鸢尾素敲除小鼠在水迷宫运动后，找到目标平台的时间明显长于对照组野生型小鼠，在目标象限的停留时间明显少于对照组野生型小鼠，表明鸢尾素敲除小鼠空间学习和记忆能力都出现明显下降。在老年和阿尔茨海默病小鼠中，鸢尾素敲除小鼠同样出现了明显的记忆能力和海马神经可塑性的下降。鸢尾素发挥作用的区域为海马齿状回。鸢尾素敲除小鼠海马区新生神经元在形态、功能和基因表达上都出现异常，这可能是导致认知功能受损的一个原因。然而，给鸢尾素敲除小鼠补充鸢尾素后，它们的缺陷得到了缓解。这体现了在人类中应用鸢尾素干预阿尔茨海默病的潜力。因此，运动过程中产生的鸢尾素可改善健康小鼠和阿尔茨海默病小鼠的认知功能。

七、运动通过提高脑内多巴胺水平改善认知功能

如前所述，脑内多巴胺的耗竭将会引起严重后果（如帕金森病），大量实验亦选用多巴胺抑制剂以构造帕金森病动物模型。研究发现，积极情绪能够调节体内多巴胺含量从而对认知功能产生积极影响，这表明多巴胺在维持神经系统功能中发挥着重要作用。

运动能够增加多巴胺的含量。为期 7 天的中等强度游泳运动能够使多巴胺含量成倍增加，为期 6 周（每周 5 次）的中小强度跑步能够明显调节多巴胺代谢。然而，运动增加多巴胺的具体分子机制目前尚不明确，仍需进一步研究。

八、运动通过形成认知功能储备池改善认知功能

运动能够诱导机体产生认知功能储备池。有研究证实早年运动能够使机体形成认知功能储备池，并积累神经认知功能恢复或改善所需的资源，增加余生对认知损伤刺激的耐受能力。但运动产生的认知功能储备池并不能使所有认知功能相关指标都在余生中长时间保持较好的水平。例如，海马新生神经元数作为形成认知功能储备池中重要构成因素，能够在余生相当长一段时间处于较高水平。然而，神经生长存活相关蛋白 mTOR 和 BDNF 等物质的含量虽然也能够在余生一定时间内保持较高水平，但它们随后会在相对较短的时间内恢复到基线水平，对增加余生认知损伤耐受力的贡献较小。

九、运动通过影响蛋白质翻译后修饰改善认知功能

在突触内，蛋白质磷酸化和去磷酸化过程被协调调控以维持正常的可塑性和

随后的记忆功能。在几十种调节磷酸化的酶中，蛋白磷酸酶2A（Protein phosphatase 2A，PP2A）在海马中大量表达，其含量下调与阿尔茨海默病有关。正常情况下，PP2A靶向作用于大脑中的Tau蛋白以驱动其去磷酸化。若PP2A受到抑制，则会导致Tau蛋白过度磷酸化，这是神经退行性疾病的核心病理特征之一。

运动能够抑制阿尔茨海默病小鼠Tau蛋白磷酸化。同时，有氧运动可以增加由持续的限制性应激而诱发认知缺陷的小鼠海马中PP2A的含量，降低Tau蛋白磷酸化，进而缓解小鼠认知缺陷。研究认为运动通过增加PP2A的基因表达水平来抑制Tau磷酸化。已知PP2A活性是由上游信号通路如Janus激酶（Janus kinase，JAK）介导的。运动能够调节许多外周组织中JAK2活性。因此，JAK为运动增加PP2A的含量提供了可能的解释（图4−5）。

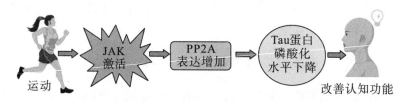

图4−5　运动通过影响蛋白质翻译后修饰功能改善认知功能的可能机制

注：JAK，Janus激酶；PP2A，蛋白磷酸酶2A。

十、运动通过激活血小板改善认知功能

近年来，血小板在运动改善认知功能中的作用愈发受到关注。研究发现，血小板内含有大量BDNF且血小板内BDNF RNA含量极低，因此血小板本身可能是BDNF的储存仓库。目前，有少量研究发现一次性大强度运动不仅会导致血清BDNF增多，还能够导致血小板内的BDNF增多。这一结果表明，运动似乎通过增加循环和血小板内的BDNF储备，以实现这一效果。另外，血小板的代谢产物对维持正常脑功能起着非常重要的作用。4天的跑步运动后小鼠体内血小板被激活，进而分泌血小板因子4（platelet factor 4，PF4）导致血浆PF4水平显著上升，而PF4能够促进神经生成并对提高认知功能产生积极作用。

十一、运动通过影响内皮细胞改善认知功能

内皮细胞在维持认知功能方面起到非常重要的作用。一方面，脑内皮细胞功能正常有利于脑内一氧化氮合酶（eNOS）合成，进而促进NO的产生，NO通过舒张血管起到良好的降压作用，进而缓解血管弹性下降和认知障碍。另一方面，血管内皮细胞在Aβ的清除中起重要作用，其可以有效地调节Aβ的代谢，以缓解痴呆症状和改善认知功能。而运动能够改善内皮细胞功能。长期运动可以

增强内皮功能，上调内皮细胞型一氧化氮合酶的表达和活性，从而增加 NO 的产生，减少活性氧的产生。这些变化减少了血管炎症，抑制了内皮功能障碍。这在小鼠运动干预实验中已被证实。在人体研究中也得到了类似结论：一次运动可改善内皮细胞功能，增加 NO 合成，并且这些效果的产生依赖于运动量（图 4-6）。

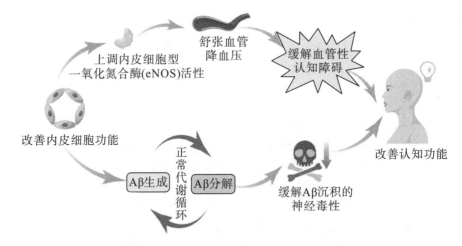

图 4-6　运动通过调节内皮细胞功能改善认知功能的可能机制

十二、运动通过改善心肺功能及血管功能改善认知功能

近年来，大量研究表明心肺功能与认知功能关系密切，心肺功能的提高与执行能力的改善显著正相关。另外，在排除体重影响的条件下亦发现了心肺功能与认知功能存在正相关关系。研究发现，随着最大摄氧量和（或）身体功能的增加和（或）改善，脑血管功能和认知功能也随之增加。这一现象的机制可能是心血管容量增加能够提高输送氧气和营养物质进入大脑的效率，为神经元活动提供充足能量。具体来说，运动诱导心血管功能增强带来脑部血流量和毛细血管密度增大，这些良性变化均有利于神经营养物质运输，从而保证神经系统的正常运转，达到改善认知功能的效果。同时，动物实验表明，运动小鼠中枢的氧化酶合成增加，表明运动可以提高中枢氧化能力。此外，运动通过上调转录因子来增强线粒体的生物发生，从而有助于减少活性氧的产生、慢性炎症、血管生成及与衰老相关的肌肉萎缩和功能的丧失。

参考文献

TOTH P，TARANTINI S，CSISZAR A，et al. Functional vascular contributions to cognitive impairment and dementia: mechanisms and consequences of cerebral autoregulatory dysfunction，endothelial impairment，and neurovascular uncoupling in aging ［J］. Am J Physiol Heart Circ Physiol，2017，312（1）：H1-H20.

NUZUM H, STICKEL A, CORONA M, et al. Potential benefits of physical activity in MCI and dementia [J]. Behav Neurol, 2020, 2020: 7807856.

CIRIA L F, ROMAN – CABALLERO R, VADILLO M A, et al. An umbrella review of randomized control trials on the effects of physical exercise on cognition [J]. Nat Hum Behav, 2023, 7 (6): 928−941.

JAMES S N, CHIOU Y J, FATIH N, et al. Timing of physical activity across adulthood on later− life cognition: 30 years follow− up in the 1946 British birth cohort [J]. J Neurol Neurosurg Psychiatry, 2023, 94 (5): 349−356.

NORTHEY J M, CHERBUIN N, PUMPA K L, et al. Exercise interventions for cognitive function in adults older than 50: a systematic review with meta−analysis [J]. Br J Sports Med, 2018, 52 (3): 154−160.

VOSS M W, PRAKASH R S, ERICKSON K I, et al. Plasticity of brain networks in a randomized intervention trial of exercise training in older adults [J]. Front Aging Neurosci, 2010, 2: 32.

AGHJAYAN S L, BOURNIAS T, KANG C, et al. Aerobic exercise improves episodic memory in late adulthood: a systematic review and meta − analysis [J]. Commun Med (Lond), 2022, 2: 15.

VERBURGH L, KONIGS M, SCHERDER E J, et al. Physical exercise and executive functions in preadolescent children, adolescents and young adults: a meta−analysis [J]. Br J Sports Med, 2014, 48 (12): 973−979.

SINGH A S, SALIASI E, VAN DEN BERG V, et al. Effects of physical activity interventions on cognitive and academic performance in children and adolescents: a novel combination of a systematic review and recommendations from an expert panel [J]. Br J Sports Med, 2019, 53 (10): 640−647.

LENZE E J, VOEGTLE M, MILLER J P, et al. Effects of mindfulness training and exercise on cognitive function in older adults: a randomized clinical trial [J]. JAMA, 2022, 328 (22): 2218−2229.

LAMB S E, SHEEHAN B, ATHERTON N, et al. Dementia and physical activity (DAPA) trial of moderate to high intensity exercise training for people with dementia: randomised controlled trial [J]. BMJ, 2018, 361: k1675.

GROOT C, HOOGHIEMSTRA A M, RAIJMAKERS P G, et al. The effect of physical activity on cognitive function in patients with dementia: a meta−analysis of randomized control trials [J]. Ageing Res Rev, 2016, 25: 13−23.

SANDERS L M J, HORTOBAGYI T, KARSSEMEIJER E G A, et al. Effects of low− and high−intensity physical exercise on physical and cognitive function in older persons with dementia: a randomized controlled trial [J]. Alzheimers Res Ther, 2020, 12 (1): 28.

CHALFONT G, MILLIGAN C, SIMPSON J. A mixed methods systematic review of multimodal non−pharmacological interventions to improve cognition for people with dementia

［J］. Dementia (London)，2020，19（4）：1086−1130.

GAVELIN H M, DONG C, MINKOV R, et al. Combined physical and cognitive training for older adults with and without cognitive impairment：a systematic review and network meta−analysis of randomized controlled trials ［J］. Ageing Res Rev，2021，66：101232.

LAW C K, LAM F M, CHUNG R C, et al. Physical exercise attenuates cognitive decline and reduces behavioural problems in people with mild cognitive impairment and dementia：a systematic review ［J］. J Physiother，2020，66（1）：9−18.

BLUMENTHAL J A, SMITH P J, MABE S, et al. Lifestyle and neurocognition in older adults with cognitive impairments：a randomized trial ［J］. Neurology，2019，92（3）：e212−e223.

BIAZUS−SEHN L F, SCHUCH F B, FIRTH J, et al. Effects of physical exercise on cognitive function of older adults with mild cognitive impairment：a systematic review and meta−analysis ［J］. Arch Gerontol Geriatr，2020，89：104048.

YU F, VOCK D M, ZHANG L, et al. Cognitive Effects of aerobic exercise in alzheimer's disease：a pilot randomized controlled trial ［J］. J Alzheimers Dis，2021，80（1）：233−244.

LOPEZ−ORTIZ S, VALENZUELA P L, SEISDEDOS M M, et al. Exercise interventions in Alzheimer's disease：a systematic review and meta−analysis of randomized controlled trials ［J］. Ageing Res Rev，2021，72：101479.

ZHU L, LI L, WANG L, et al. Physical activity for executive function and activities of daily living in AD patients：a systematic review and meta−analysis ［J］. Front Psychol，2020，11：560461.

CARVALHO J, BORGES−MACHADO F, BARROS D, et al. "Body & Brain"：effects of a multicomponent exercise intervention on physical and cognitive function of adults with dementia − study protocol for a quasi−experimental controlled trial ［J］. BMC Geriatr，2021，21（1）：156.

HUANG X, ZHAO X, LI B, et al. Comparative efficacy of various exercise interventions on cognitive function in patients with mild cognitive impairment or dementia：a systematic review and network meta−analysis ［J］. J Sport Health Sci，2022，11（2）：212−223.

GALLARDO−GOMEZ D, DEL POZO−CRUZ J, NOETEL M, et al. Optimal dose and type of exercise to improve cognitive function in older adults：a systematic review and bayesian model−based network meta−analysis of RCTs ［J］. Ageing Res Rev，2022，76：101591.

ANTUNES B M, ROSSI F E, TEIXEIRA A M, et al. Short−time high−intensity exercise increases peripheral BDNF in a physical fitness−dependent way in healthy men ［J］. Eur J Sport Sci，2020，20（1）：43−50.

LI H, SU W, DANG H, et al. Exercise training for mild cognitive impairment adults older than 60：a systematic review and meta−analysis ［J］. J Alzheimers Dis，2022，88（4）：1263−1278.

VENEGAS−SANABRIA L C, CAVERO−REDONDO I, MARTINEZ−VIZCAINO V, et al.

Effect of multicomponent exercise in cognitive impairment：a systematic review and meta－analysis [J]. BMC Geriatr, 2022, 22 (1)：617.

YANG Y, CHEN T, SHAO M, et al. Effects of Tai Chi Chuan on inhibitory control in elderly women：an fNIRS study [J]. Front Hum Neurosci, 2020, 13：476.

ZOU L, LOPRINZI P D, YEUNG A S, et al. The beneficial effects of mind－body exercises for people with mild cognitive impairment：a systematic review with Meta－analysis [J]. Arch Phys Med Rehabil, 2019, 100 (8)：1556－1573.

STEIN A M, SILVA TMV, COELHO FGM, et al. Physical exercise, IGF－1 and cognition a systematic review of experimental studies in the elderly [J]. Dement Neuropsychol, 2018, 12 (2)：114－122.

ZHANG W, OU H, ZHANG B, et al. Treadmill exercise relieves chronic restraint stress－induced cognitive impairments in mice via activating protein phosphatase 2A [J]. Neurosci Bull, 2021, 37 (10)：1487－1492.

SUN X J, MAO J R. Role of Janus kinase 2/signal transducer and activator of transcription 3 signaling pathway in cardioprotection of exercise preconditioning [J]. Eur Rev Med Pharmacol Sci, 2018, 22 (15)：4975－4986.

邓雨婷, 马春莲, 杨翼. Irisin：运动改善突触可塑性缓解阿尔茨海默症认知下降的新靶点 [J]. 中国体育科技, 2020, 56 (9)：30－36.

郭玮, 王碧野, 任杰. 开放性运动锻炼老年人视空间工作记忆优势的机制研究 [J]. 中国体育科技, 2019, 55 (10)：50－55, 80.

于涛. 运动从外周调控脑内 BDNF 表达促进认知的研究进展 [J]. 中国体育科技, 2020, 56 (11)：71－77.

COCO M, BUSCEMI A, CAVALLARI P, et al. Executive functions during submaximal exercises in male athletes：role of blood lactate [J]. Front Psychol, 2020, 11：537922.

HALLOWAY S, SCHOENY M E, WILBUR J, et al. Interactive effects of physical activity and cognitive activity on cognition in older adults without mild cognitive impairment or dementia [J]. J Aging Health, 2020, 32 (9)：1008－1016.

HANSSON O, SVENSSON M, GUSTAVSSON A－M R, et al. Midlife physical activity is associated with lower incidence of vascular dementia but not Alzheimer's disease [J]. Alzheimers Res Ther, 2019, 11 (1)：87.

HEROLD F, MÜLLER P, GRONWALD T, et al. Dose－response matters－a perspective on the exercise prescription in exercise－cognition research [J]. Front Psychol, 2019, 10：2338.

KOMIYAMA T, TANOUE Y, SUDO M, et al. Cognitive impairment during high－intensity exercise：influence of cerebral blood flow [J]. Med Sci Sports Exerc, 2020, 52 (3)：561－568.

KUJACH S, OLEK R A, BYUN K, et al. Acute sprint interval exercise increases both cognitive functions and peripheral neurotrophic factors in humans：the possible involvement of lactate [J]. Front Neurosci, 2020, 13：1455.

LI B, LIANG F, DING X, et al. Interval and continuous exercise overcome memory deficits related to β－Amyloid accumulation through modulating mitochondrial dynamics [J]. Behav Brain Res, 2019, 376: 112171.

LOURENCO M V, FROZZA R L, DE FREITAS G B, et al. Exercise－linked FNDC5/irisin rescues synaptic plasticity and memory defects in Alzheimer's models [J]. Nat Med, 2019, 25 (1): 165－175.

REKTOROVA I, KLOBUSIAKOVA P, BALAZOVA Z, et al. Brain structure changes in nondemented seniors after six－month dance exercise intervention [J]. Acta Neurologica Scandinavica, 2019, 141 (1): 90－97.

SCHIMIDT H L, GARCIA A, IZQUIERDO I, et al. Strength training and running elicit different neuroprotective outcomes in a β－amyloid peptide－mediated Alzheimer's disease model [J]. Physiol Behav, 2019, 206: 206－212.

SHI K, LIU X, HOU L, et al. Effects of exercise on mGluR－mediated glutamatergic transmission in the striatum of hemiparkinsonian rats [J]. Neurosci Lett, 2019, 705: 143－150.

TARUMI T, ROSSETTI H, THOMAS B P, et al. Exercise training in amnestic mild cognitive impairment: a one－year randomized controlled trial [J]. J Alzheimers Dis, 2019, 71 (2): 421－433.

YANG C, MOORE A, MPOFU E, et al. Effectiveness of combined cognitive and physical interventions to enhance functioning in older adults with mild cognitive impairment: a systematic review of randomized controlled trials [J]. Gerontologist, 2020, 60 (8): 633－642.

ISLAM M R, VALARIS S, YOUNG M F, et al. Exercise hormone irisin is a critical regulator of cognitive function [J]. Nat Metab, 2021, 3 (8): 1058－1070.

MONTERO－ODASSO M, ZOU G, SPEECHLEY M, et al. Effects of exercise alone or combined with cognitive training and vitamin D supplementation to improve cognition in adults with mild cognitive impairment: a randomized clinical trial [J]. JAMA Netw Open, 2023, 6 (7): e2324465.

第五章　大脑运动计划

第一节　运动改善认知功能的重要性

当今社会，随着人口老龄化的日趋严重，认知障碍的患病率也在不断增加，除了给老年人的健康带来影响，其所带来的经济负担也是巨大的。同时，轻度认知障碍作为健康认知和痴呆之间的过渡阶段，是改善认知干预的关键阶段。研究表明，轻度认知障碍患者在 5 年内进展到痴呆的风险概率为 30%，而没有轻度认知障碍的老年人在 5 年内患痴呆的概率仅为 1%～2%。因此，迫切需要一个有效的策略来预防健康老年人患上轻度认知障碍。而运动作为一种潜在干预策略，近几年在改善认知障碍方面得到了很好的研究。通过前面章节的介绍，我们也清楚地认识到运动的干预效果和机制，但值得注意的是，目前研究的干预措施往往侧重于增加有计划的结构化活动，倾向于使用"运动"这一概念而不是"身体活动"，本章重点论述"运动改善认知功能"这一干预策略。

在多年来的各种正向研究证据下，WHO①建议老年人每周进行 150～300 分钟的中等强度有氧运动，或 75～150 分钟的高强度有氧运动，或每周至少进行 3 次涉及主要肌肉群的肌肉强化运动。此外，各国家也相继出台指南建议将运动作为促进老年人健康的干预手段，2019 年发布《2018 中国痴呆与认知障碍诊治指南（五）：轻度认知障碍的诊断与治疗》推荐将身体活动和运动作为轻度认知障碍人群的首要生活方式干预方法。

但实际上有超过 95% 的老年人达不到上述建议的要求，他们更倾向于参加一些久坐的活动（≤1.5METs），如坐着、看电视和躺下等。最近的证据表明，久坐行为可能与认知功能较差和认知障碍风险增加有关。而与没有轻度认知障碍的老年人相比，可能患有轻度认知障碍的老年人参与的运动更少，久坐不动的行为更多，因而发展成痴呆的风险更高，形成恶性循环。所以，我们有必要呼吁健康老年人保持运动习惯、对患有认知障碍的老年人进行运动干预，通过提供一些新颖运动项目和安全运动剂量指导来改善这一现状。

---

① WHO：世卫组织是联合国系统内卫生问题的指导和协调机构。它负责拟定全球卫生研究议程、制定规范和标准，向各国提供技术支持，以及监测和评估卫生趋势。

第二节 运动剂量、运动类型与认知的关系

　　运动改善认知功能之所以存在争议，是因为运动中有许多可调节变量和影响因素。为此，我们绘制了一张关系图，图 5-1 展示了目前在随机对照试验研究中值得考虑的关于运动改善认知功能的重要因素。本节选择了运动剂量和运动类型两个关键因素来讲解其与认知之间的关系。运动剂量包括运动时间、干预频率、干预周期和干预强度等因素；运动类型主要介绍常见的运动类型。本节的最后还扩展了关于运动强度测量的内容，目标是让每位读者不仅了解运动强度的各种指标，还能掌握一种工具，学会在运动中评估自身的运动"阈值"，以增加参与运动的可能性和安全性。

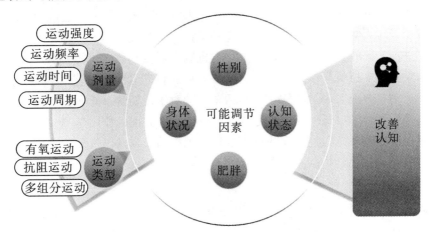

图 5-1　运动改善认知功能的重要因素

一、了解运动剂量

（一）运动时间

　　"运动时间越长，其对认知功能的改善似乎越明显"这个论点本身是值得质疑的。有研究表明，仅 20 分钟的运动就可以显著改善老年人的认知功能，过长的运动时间则可能会导致老年人过度疲劳，且不会改善大脑可塑性。当然，也有学者认为运动时间太短不足以引起身体唤醒水平、大脑结构和功能的变化。此外，有研究表明每周进行长达 150 分钟的运动能更有效地改善认知功能。当然，抛开运动强度单独论述运动时间是不现实的，一般来说，如果是中等强度的急性有氧运动，一般建议运动 20 分钟，有利于改善老年人大脑的任务转换功能，因为较长的运动时间（45 分钟）与 10~20 分钟的运动效果可能没有区别。尽管如此，依然建议老年人运动时间不宜太短，虽然较长的运动时间对于任务转换并不

是最佳的，但它不会损害老年人与任务转换相关的大脑功能反应，还可能对其他健康相关因素有价值。

（二）运动频率

一项多组分运动研究发现，运动频率确实影响了认知效果及认知技能的习得。对于每周的具体运动频率，有人认为低频率运动（1~2 次/周）和中频率运动（3~4 次/周）对老年人的工作记忆表现有积极作用，而高频率运动（≥5 次/周）却没有这种积极作用。这可能是因为较低频率的周期与海马中新神经元的存活有关，并可引起更多的神经变化，而密集的频率可能会在短时间内产生更多的存储信息，但不会产生神经变化，而神经变化对于任务转换至关重要。但另有研究发现，每周进行 3~5 次运动的老年人，其整体认知功能评分明显高于每周运动 1 次的老年人。而另一项研究发现每周进行 4 次以上运动的老年人，其认知障碍患病率明显低于每周运动少于 3 次的老年人。研究人员认为，这可能与高频率运动减少老年人久坐时间并持续诱导神经生物因子有关，可改善认知健康。目前还需要进一步研究运动诱发的神经生物学机制和剂量参数之间的关系。虽然一些研究结果并不支持低频率运动，但有趋势显示低频率运动的剂量-效应关系优于高频率运动。与低频率运动相比，高频率运动对于短期学习能力更加有益。

高频率和低频率运动在改善老年人的认知功能方面的作用是不一致的，出现这种情况可能与缺乏每周 5 次或更高的运动频率的研究，以及测量方法和标准的不同有关，而且不能排除其他混杂因素的影响。

（三）运动周期

有研究通过对 18 项研究进行对照分析后发现，持续 6 个月以上的运动能带来更好的认知效益。但此研究还表明短期运动（1~3 个月）可比长期运动（4~6 个月）导致更大的认知改善，然而研究者并没有解释这个自相矛盾的结果。相反，我国学者针对轻度认知障碍老年人认知功能的研究结果显示，5~7 个月的运动能够产生最大认知效益，其理由是短期运动可能由于老年人神经退行性改变等因素无法达到理想的干预效果，而长期运动虽然在一定程度上能预测大脑可塑性变化，但并不一定能转化为认知效益。

事实上，随着运动周期的增加，确实存在认知效益的延续。例如，久坐不动的健康老年人进行 6 周的有氧运动后，出现了一些认知效益，并且运动持续 12 周时认知效益持续增加。这项研究赞同了短期运动带来的认知效益，认为即使是短期的有氧运动也可以提升神经可塑性，以改善衰老的生物学和认知后果。此外，还有其他研究发现，超过 13 周的有氧运动可显著改善认知健康老年人的工作记忆表现和认知灵活性，而超过 26 周的有氧运动可显著改善认知抑制作用。

（四）运动强度

运动强度在健康结果方面起着重要作用。一些研究显示，运动强度与其改善认知功能的影响之间可能呈倒"U"形曲线的关系，所以，中等强度运动对认知功能的改善作用最明显。中度强度运动可以激活网状系统的唤醒机制，从而改善特定领域的认知功能，还对即时回忆、延迟回忆及执行能力等方面有潜在的积极影响。相比之下，剧烈运动需要以牺牲前额叶皮质为代价来激活前运动皮质和辅助运动区域，导致前额叶皮质中高阶功能的脱离。综上，中等强度运动对认知的益处较高，同时也符合美国运动医学学会和 WHO 对老年人提倡的运动强度。

具体来说，引起与临床相关的认知变化的最小运动强度约为每周 724METs·min，略高于 WHO 推荐的运动水平下限（每周 600METs·min，即每周 150 分钟的中等强度运动或每周 75 分钟的高强度运动），而超出 WHO 推荐的运动水平上限（每周超过 1200METs·min 的运动，即每周 300 分钟的中等强度运动或每周 150 分钟的高强度运动）的运动强度带来的额外认知效益不太明显。

二、了解运动类型

（一）有氧运动

目前，有氧运动是被提及最多的改善认知功能的方法。有氧运动又称耐力运动，是一种运用身体大肌群进行的长时间、有节奏、持续的耐力运动，主要形式有快走、慢跑、骑自行车、游泳等。有氧运动能够提高运动者的有氧代谢能力和心肺功能，同时还可增加海马体积，影响大脑可塑性，改善记忆力和情绪等，是维持和提高认知功能的重要方法。早在 2003 年就有报道，有氧运动对所有年龄段老年人的整体认知产生了很大程度的积极影响。此外，还有研究显示，有氧运动可显著改善言语记忆、图形记忆和复杂记忆中的认知功能，其认知功能改善可能与运动带来的脑血管调节有关。

有氧运动不仅能够改善健康老年人的认知功能，对轻度认知障碍或者阿尔茨海默病患者同样有效。6 个月的高强度有氧运动可以改善轻度认知障碍老年人的认知功能，且对女性的益处明显优于男性。此外，中等强度的有氧运动被证明可改善轻度阿尔茨海默病患者的认知功能，并提高运动效率。

美国运动医学学会和美国心脏协会推荐老年人每周 5 次、每次至少 30 分钟的中等强度有氧运动，或每周 3 次、每次至少 20 分钟的高强度有氧运动。而我国专家推荐方案中，建议每周进行 3~4 次中等强度有氧运动，每次 30~60 分钟，坚持 12~24 周。推荐项目包括步行、慢跑、功率自行车等。

相关指南对于有氧运动方案的推荐见表 5-1。

表 5-1 相关指南对于有氧运动方案的推荐

指南	《认知衰退老年人非药物干预临床实践指南：身体活动》	《体育锻炼延缓老年人认知衰退量效关系的专家共识》
运动时间	每周累计中等强度运动 150 分钟以上或高强度运动 75 分钟以上	每周 3 次、每次运动时间 30～60 分钟，坚持 12～24 周
运动频率	每周至少 5 天中等强度或 3 天较高强度的有氧运动	每周有氧运动 3～4 次
运动强度	RPE（10 分制）：5～6 分到 7～8 分；%HRmax：64%～76%到 77%～95%	RPE（20 分制）：12～13 分；%HRmax：64%～76%
运动项目	快走、慢跑、打乒乓球、骑自行车、游泳等	

注：RPE，主观疲劳感觉量表（Rating of Perceived Exertion）；%HRmax，心率占最大心率百分比。

（二）抗阻运动

抗阻运动也称阻力运动或力量训练，是指通过身体力量克服一定外部阻力以达到提高肌肉量和增加肌肉耐力的运动方式。抗阻运动可通过自身重力、专用器械（弹力带、弹簧、哑铃、沙袋等）实现。对于许多老年人来说，抗阻运动仍然是一项不太被熟知的活动，且目前研究大都只关注有氧运动。事实上，抗阻运动被证明可显著提高受试者 IGF-1 水平，而 IGF-1 可增强突触的可塑性和神经元的存活率，促进海马神经生长，改善老年人的抑制控制，对改善认知功能可能更有效。此外，研究者发现，抗阻运动带来的认知效益被认为最适合已确诊阿尔茨海默病的患者，而有氧运动是轻度认知障碍组中最有希望带来认知效益的运动类型，在执行功能上，抗阻运动的改善效果也明显优于有氧运动。

抗阻运动除了被公认为是最有效改善执行功能的运动，其对记忆功能也具有明显的改善作用。抗阻运动可以增加流向大脑的功能区域的血流量，这与记忆表现有关。还有研究表明，抗阻运动对抑郁症状也有显著的改善作用。

美国运动医学学会、美国心脏学会、美国老年病学会等建议每周至少进行 2 次抗阻运动，对于年龄较大、身体状况不佳或身体虚弱的人可以从较低的阻力水平开始，如 40%～50%1RM。要求其阻力水平能够使个人可以完成每组 8 次及以上重复次数，如 40%～50%1RM 进行 15～20 次。此外，已有研究发现抗阻运动对老年人的执行功能和整体认知功能有正向效应，且每周运动 3 次的效果好于每周 2 次；运动强度为 70%～79%1RM，每周运动 2 次，每次 2～3 组，每组重复 7～9 次的运动效果最佳。我国专家在推荐方案中建议采用中等、较高强度的抗阻运动，每次运动 30～60 分钟，并持续 24 周。

相关指南对于抗阻运动方案的推荐见表 5-2。注意在身体耐受的前提下，循序渐进，逐渐增加阻力、重复次数或频率，避免受伤。

表 5-2　相关指南对于抗阻运动方案的推荐

指南	《认知衰退老年人非药物干预临床实践指南：身体活动》	《体育锻炼延缓老年人认知衰退量效关系的专家共识》
运动时间	/	每次 30～60 分钟，建议持续 24 周
运动频率	每周至少 2 次	每周至少 2 次，每次 2～3 组，每组重复 7～9 次
运动强度	RPE（10 分制）：5～6 分到 7～8 分 ％HRmax：64％～76％到 77％～95％	RPE（20 分制）：12～13 分 ％HRmax：64％～76％到 77％～95％ 1RM：50％～69％到 70％～84％
运动项目	爬楼梯，使用弹力带、哑铃、沙袋或其他大肌肉群参与的抗阻运动	

注：RPE，主观疲劳感觉量表（Rating of Perceived Exertion）；％HRmax，心率占最大心率百分比。

（三）多组分运动

这里将多组分运动分为两组进行探讨。第一组是指将 2 种或 2 种以上类型的运动作为干预措施的组合，可仅结合有氧运动和抗阻运动，也可以是一些多模式的综合性运动。此模式的多组分运动由于包含有氧运动、抗阻运动、协调训练、平衡训练等方面，对认知功能的影响也是多方面的，所以对整体认知功能的影响可能更明显。一项为期 9 周的研究结果显示，"有氧运动＋抗阻运动"的多组分运动比单纯有氧运动更有助于延缓阿尔茨海默病患者认知功能的下降；而同时包含有氧运动、抗阻运动、平衡训练的多组分运动，干预 12 个月后可显著改善老年人的整体认知功能、执行功能和记忆。

第二组则是将认知干预和运动结合起来的干预方法，其要求参与者在运动的同时进行认知训练或使用运动游戏（包括认知挑战性任务的视频运动游戏），也可以称为联合运动。研究发现，这类多组分运动对轻度认知障碍患者的整体认知、短期记忆和工作记忆，以及执行功能有积极影响，并认为联合认知干预的多组分运动的认知效益已经超越了单独的运动。

《体育锻炼延缓老年人认知衰退量效关系的专家共识》对于多组分运动建议采用中等强度的运动方案，每周 3～4 次，每次运动时间建议在 30～60 分钟，持续进行 12～24 周（表 5-3）。但部分学者认为结合认知训练的多组分运动，会由于身体和认知相结合的运动频率不同，可能会对认知功能下降老年人的不同认知功能产生不同效益，也有研究表明运动频率确实影响了多组分运动的认知效益。所以在选择多组分运动方案的时候，要根据具体的个人情况来制定运动处方，这也将提高在安全条件下保持稳定多组分运动运动计划的潜力。

表5-3 《体育锻炼延缓老年人认知衰退量效关系的专家共识》
对于多组分运动方案的推荐

指标	推荐方案
运动时间	每次30~60分钟/次
运动频率	每周3~4次
运动强度	RPE（20分制）：12~13分； %HRmax：64%~76%

注：RPE，主观疲劳感觉量表（Rating of Perceived Exertion）；%HRmax，心率占最大心率百分比。

三、了解测量运动强度的方法

运动强度指运动的做功速率或进行某项运动时所用力量的大小，可以认为是"完成运动的用力程度"。本部分主要介绍有氧运动和抗阻运动的强度评估指标及计算自己运动强度"阈值"的方法，这些指标可以保障老年人在安全范围进行运动，也可作为观察身体状态变化从而调整运动计划的重要依据之一。老年人可以使用心率监测设备来跟踪心率变化。根据运动的性质和目标，确定适当的心率区间，以确保在运动期间达到预期的心率水平。

（一）有氧运动强度指标

有氧运动的强度一般使用最大摄氧量（VO_2max）、最大心率（HRmax）、储备心率（HRR）或代谢当量值（METs）来表示（表5-4）。但为了更加直观，纳入运动时一般将心率占最大心率百分比（%HRmax）作为对运动强度的客观监测指标，各种心率区间及其意义见表5-5。

表5-4 有氧运动强度指标的概念

名称		概念
最大摄氧量		人体进行最大强度运动的时候，机体出现无法继续支撑接下来的运动，达到耐力极点所能摄入的氧气量
心率（每分钟的心跳次数）	靶心率	运动时有效且安全的运动心率范围，常用来调节运动负荷； 计算公式：靶心率=储备心率×目标强度%+静息心率
	最大心率	运动时能够达到的最大心率值，与年龄相关； 计算公式：最大心率=206.9-0.67×年龄（适合所有年龄段）
	储备心率	测得的最大心率和静息心率之差，表示人体劳动或运动时心率可能增加的潜在能力 计算公式：储备心率=最大心率-静息心率

续表

名称	概念
代谢当量	运动过程中能量代谢水平增加,以运动时的能量消耗相较静坐安静代谢时能量消耗的倍数表示其增加的能量代谢水平,这一比值就是代谢当量,单位 METs 1.0～1.5METs:静态活动; 1.6～2.9METs:低强度运动; 3～5.9METs:中等强度运动; ≥6METs:高强度运动

表 5-5　心率区间及其意义

运动强度	%HRmax	意义
无	≤50%	一般为静息状态,即完全没有进行任何活动的状态,如睡眠、静坐养神的时候
低	50%～60%	非静息状态,从事一般工作、学习及身体活动(如家务劳动)时可能达到的心率范围,几乎没有运动强度和锻炼效果
中等	60%～70%	有氧运动的基础心率,也是最低的运动心率要求。热身时,应以达到这个心率区间为目标,放松时,则以逐渐减慢心率至低于此区间后方可坐下休息
高	70%～80%	抗阻运动、有氧运动等可能达到的心率。其中,有氧运动可能会保持在此心率较长时间,以起到提升心肺能力的效果,无氧运动如抗阻运动则会在短时间内达到甚至超过这个范围,但在间歇期会有可能逐渐下降到中等强度范围
超高	80%以上	无氧运动达到较高强度时可能会达到的范围。不建议一般人群将心率提高到此范围,尤其对于没有运动习惯或心肺功能有问题的老年人,更应避免 如果心率进入此范围,应考虑逐渐放慢速度、减轻负荷,停止当前运动并进行放松运动等,将心率降低到高强度范围。切勿继续保持当前运动,也不要突然全身静止

注:该表内容引自 JEUKENDRUP A,VANDIEMEN A. Heart rate monitoring during training and competition in cyclists [J]. J Sports Sci,1998,16 (Suppl):S91—S99.

在每天清晨睡醒时用手触摸自己的胸前区心脏搏动处或手腕部靠近大拇指一侧桡动脉脉搏明显处,感受并测量自己的基础心率,即为静息心率。正常情况下,这个数值较静息活动时心率更低一些并更为恒定,为 50～80 次/分钟。而运动心率是在运动过程中,运动者可随时暂停运动并静立,按前述方式测量自己此时的心率,测量时要集中精神连续数 10 秒的脉搏数,然后乘以 6 得出此时的运动心率。有条件者可选择配有胸带和传感器的心率测量设备来测量。

如图 5-2,如果你是一名 65 岁的老年人,静息心率为 70 次/分钟,你的最大心率是 206.9−0.67×65，约 163 次/分钟。如果你在进行中等强度的有氧运动（目标强度为 40%~60%），建议将心率控制在 107~126 次/分钟最佳。你可以根据心率测量设备显示的心率数字来调整你的步速，一旦你的心率偏离这个范围，手表就会发出滴滴的声音。

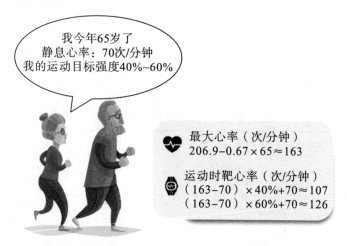

图 5−2　计算运动时的靶心率

（二）抗阻运动强度指标

在进行抗阻运动时，美国国家体能协会（National Strength & Conditioning Association，NSCA）建议使用一次重复最大百分比（1RM）来评估运动强度，即重复相同动作的次数×每次的最大重量。并不是每个人都能进行 1RM 的评估，尤其是老年人。

常用的测量方法有直接 1RM 测试，要求老年人进行一次能够完成的最大重量的动作。例如，使用杠铃或哑铃进行负荷运动，逐渐增加负荷直到老年人无法再完成一次完整的动作。也可以使用间接 1RM 测试，此方法通过对较轻的负荷进行多次重复动作，然后根据已知的负荷和重复次数来估算最大肌肉力量。例如，使用 80% 或 90% 的预计最大肌肉力量进行 8~12 次重复动作，然后使用间接 1RM 测试公式来估算最大肌肉力量。每个测试之间要给予一定的恢复时间，以确保准确性和安全性。

举个例子，用 8kg 哑铃进行二头肌弯举，只能完成 7 次就力竭再也举不起来。那么这 8kg 的负荷对我们的二头肌弯举而言，就是 7RM 的重量。然后我们用以下两个方法测量 1RM。第一种可以按照表 5−6 进行计算，还是按刚才的例子，7 次力竭相对应的强度就是 80%1RM，其理论预测的 1RM 为 8kg×1.25＝10kg。第二种方法可以参考附录 1 的图。还是上面的例子，去附录 1 图中找到 7RM 的竖列对应的是 8，然后看这一行的最左边，即 10kg 就是我们的 1RM。

表 5-6 计算 1RM 方法及抗阻运动负荷确定

％1RM	实测可重复次数（次）	理论 1RM 系数	举例
100％	1	1	
95％	1～2	1.05	
90％	2～3	1.11	
85％	4～5	1.18	实际测试患者上肢或下肢举起 10kg 重量，最大重复 15 次，相对应的强度为 70％1RM。其理论预测 1RM：10kg×1.43＝14.3kg。
80％	6～8	1.25	
75％	9～11	1.33	1RM30％ 上肢抗阻运动处方：14.3kg×0.3＝4.29kg，每组 15 次，1～3 组。
70％	12～15	1.43	
65％	16～17	1.54	1RM50％ 下肢抗阻运动处方：14.3kg×0.5＝7.15kg，每组 15 次，1～3 组。
60％	18～20	1.66	
55％	21～23	1.82	
50％	24～26	2.00	
40％	36～45	2.50	

注：内容参考 NSCA 官网 https://www.nsca.com/。

测试时要注意以下几项原则：①安全第一，确保老年人没有严重的健康问题，并在医师的指导下进行测试；②测试过程中需要温和、逐步地增加负荷；③测试方法应根据个人情况进行调整，考虑老年人的健康状况、运动经历、身体限制和目标，制订个性化的测试方案；④在每组重复动作之间要给予足够的休息时间；⑤要确保 1RM 测试时采用正确的技术和姿势；⑥记录每次测试的结果并跟踪进展，这有助于评估运动计划的有效性并进行必要的调整；⑦要由经验丰富的运动计划师或专业健身教练进行指导和监督。

（三）其他运动强度指标

此外，还有说话和呼吸试验法。具体方法：进行低强度运动如慢走，表现为仅用鼻子呼吸，可以自由聊天说话；中等强度的运动如快走、跳舞，表现为需要张开口进行气体交换，此过程仍可进行正常的对话交流，但也会有一些挑战；高强度运动时，呼吸急促，需要张口呼吸，且说话交流很难，只能说个别的词汇，不能完整地说一句话。

老年人除了要通过自身运动时的主观情况判断运动强度，还需要使用主观疲劳感觉量表（rating of perceived exertion，RPE）进行运动强度的评估（表 5-7、表 5-8），RPE 用于测量运动强度，在测量有氧运动或抗阻运动时同样有效。对于有氧运动和抗阻运动，RPE 是在每组练习完成后进行评估，使用 10 分制或

20 分制量表评估个人报告运动强度水平。而且 RPE 还可以通过与目前的运动进行比较，以进一步确定理想 RPE 的强度。

表 5-7　主观疲劳感觉量表（10 分制）

RPE	主观运动感受
0	安静、放松
1	非常不费力
2	不费力
3	缓和
4	有点疲劳
5	疲劳
6	
7	非常疲劳
8	
9	极限疲劳
10	

表 5-8　主观疲劳感觉量表（20 分制）

RPE	主观运动感受
6	安静、不费力
7	极其放松
8	
9	很放松
10	放松
11	
12	有点吃力
13	
14	
15	吃力
16	非常吃力
17	
18	

RPE	主观运动感受
19	极其吃力
20	精疲力竭

注：该表内容引自 BORG G. Borg's perceived exertion and pain scales ［M］. Illinois，US：Human Kinetics，1998.

综上，将这些指标组合在一起，制成老年人版本运动强度"小卡片"（表5－9），便于随时翻阅。

表5－9　老年人版本运动强度"小卡片"

运动强度	指标	描述
低强度 运动	自我感觉	很轻松到尚且轻松
	呼吸	闭上嘴巴，可仅用鼻子呼吸
	说话	自由聊天说话无障碍
	靶心率	（57%～64%）×最大心率
	METs	老年人（65岁及以上）为<3.2METs
	1RM	<50% 1RM
中等强度 运动	自我感觉	尚且轻松到有些吃力
	呼吸	张开嘴巴进行气体交换，仅靠鼻子、闭着嘴巴去呼吸时氧气已经不太够用
	说话	仍可以进行正常的对话交流，但也会有一些挑战
	靶心率	（64%～76%）×最大心率
	METs	老年人（65岁及以上）为 3.2～4.8METs
	1RM	60%～80%1RM
高强度 运动	自我感觉	有些吃力到很吃力
	呼吸	呼吸急促，需要张开嘴巴呼吸
	说话	说话交流很难，只能说个别的词汇，不能完整地说一句话
	靶心率	（76%～96%）×最大心率
	MET	老年人（65岁及以上）为 4.8～6.8METs
	1－RM	80%～100%1RM

第三节　选择运动对症下药

一、统一标准

为了方便老年读者根据自身情况选择适合自己的运动剂量范围，我们以FITTP原则为指导，设立一个评估认知结果与运动之间关系的统一标准（表5-10）。此标准便于运动者根据自己的年龄和认知状态采取适合的运动剂量范围，从而保证运动的安全性和有效性。同样也方便相关从业人员掌握目前运动改善认知功能发展的现状，从而带来一些启发。这个统一标准分别对所处不同认知状态和年龄阶段的老年人进行了分类讨论，将运动类型分为有氧运动、抗阻运动、多组分运动；运动频率分为每周不超过2次、3~4次、5次及以上；每次运动时间划分为<30分钟、30~60分钟、>60分钟；周期划分为<12周、12~24周、>24周；运动强度分为较低、低、中等、较高、高5个等级。

表5-10　老年人运动剂量划分统一标准

年龄		55~65 岁		66~75 岁		76~85 岁
认知状态		健康认知状态		轻度认知障碍（MCI）		痴呆
运动类型		有氧运动（AE）		抗阻运动（RE）		多组分运动（ME）
运动频率	低	≤2 次/周	中	3~4 次/周	高	≥5 次/周
运动时间	短	<30 分钟/次	中	30~60 分钟/次	长	>60 分钟/次
周期	短	<12 周/3 个月	中	12~24 周/3~6 个月	长	>24 周/6 个月
运动强度	较低	%HRR		<30%		
		%HRmax		<57%		
		%$\dot{V}O_2$max		<37%		
		1RM		<30%		
		RPE		<9		
	低	%HRR		30%~39%		
		%HRmax		57%~63%		
		%$\dot{V}O_2$max		37%~45%		
		1RM		30%~49%		
		RPE		9~11		

续表

运动强度	中	%HRR	40%～59%
		%HRmax	64%～76%
		%$\dot{V}O_2$max	46%～63%
		1RM	50%～69%
		RPE	12～13
	较高	%HRR	60%～89%
		%HRmax	77%～95%
		%$\dot{V}O_2$max	64%～90%
		1RM	70%～84%
		RPE	14～17
	高	%HRR	≥90%
		%HRmax	≥96%
		%$\dot{V}O_2$max	≥91%
		1RM	≥85%
		RPE	≥18

注：内容参考《2018 美国体力活动指南》（第 2 版），网址 https://health.gow/our-work/physical-activity。

根据统一标准推荐的适合老年人且可改善老年人认知障碍的改良运动/运动，都有运动项目的属性介绍卡（表 5-11），该卡有助于了解该运动的基本属性。这里的推荐指数是根据一些文章中专家评审结果而得出，未涉及的评审项目将根据其研究效果和安全性进行综合考虑。后文介绍的每一运动项目的后面将会有运动应用卡（表 5-12），内容是根据目前的研究结果，按照表 5-10 推荐剂量进行填充。

表 5-11　运动属性介绍卡示例

运动属性	名称	
	类型	
	强度	
益处		
推荐指数		

表 5-12　运动应用卡示例

建议人群	认知状态	
	年龄	
建议剂量	运动频率	
	运动时间	
	周期	
	运动强度	
特点		

二、运动方案

现有研究把已知能改善老年人认知功能的运动分为 9 类（图 5-3），涉及的运动项目有太极拳、广场舞、麻将、步行、足球、高尔夫等。使用者可通过自我评估选择喜欢的运动项目，再结合本书建议综合考虑。例如，65 岁的老年人，经医师检查及自我评估后发现患有轻度认知障碍，通过运动强度的测评，发现其运动心率范围是 93~131 次/分钟，根据"运动属性介绍卡"和个人喜好，选择中等强度的太极拳，并结合"运动应用卡"进行合理的运动安排。

值得注意的是，这里的建议剂量都是基于目前的研究，运动建议并不是"运动处方"，为了确保安全和优化健康效益，建议没有运动习惯的老年人在开展推荐的运动前，由专业人员进行科学评估并制订运动计划。若不能达到推荐的运动强度或运动量，则应尽可能地根据自身情况进行规律的运动，维持身体的活跃性。

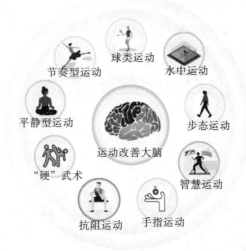

图 5-3　运动方案涉及的运动项目

（一）节奏型运动的运动方案

1. 运动属性介绍卡（表 5—13）

表 5—13 节奏型运动的运动属性介绍卡

运动属性	名称	舞蹈（有氧健身操、现代舞）
	类型	有氧运动
	强度	中等强度
益处	视觉空间、执行功能、注意力、语言、延迟记忆、平衡	
推荐指数	☆☆☆☆	

老年人参与运动的障碍是多方面且复杂的。在运动中加入社交互动可以起到防止认知功能下降的作用。所以需要新的、有效且更具吸引力、能够涉及社会互动的干预措施来增加老年人的运动参与度。而节奏型运动项目（如舞蹈）就是有趣而快乐的活动，其为老年人的社交互动提供了机会，同时也方便老年人进行日程安排。

2. 舞蹈

与其他有氧运动相比，舞蹈具有刺激情绪、促进社交互动及让运动者"暴露"于声音刺激和音乐的额外好处。舞蹈的呈现需要通过复杂的运动序列、程序记忆、注意力、视觉运动整合、时空同步（节奏运动）和情感表达，同时还要不断重复和练习新的运动模式（舞蹈的一系列舞步和动作序列），促进大脑中海马的发展，从而锻炼大脑的记忆能力。

（1）有氧健身操：有氧健身操作为将标准健身操和现代流行舞结合的中低强度有氧运动，具有运动多样化、简单易学的特点。

广场舞是近年来我国发展起来的一种群众性健身活动，有着自娱自乐、团体化、形式多样、易学习、经济、所需设备少的特点。其不受时间、地点、年龄、性别、舞蹈基础的局限，下到 5 岁小孩，上至 80 岁老年人，都可以较轻松上手。研究表明，长期进行科学系统的广场舞，有利于增加骨密度，防止骨质疏松，改善血管功能，预防心血管疾病，改善认知功能，保持身体各器官的健康，提高平衡能力和心肺能力等，从而提升整体健康状况。

研究表明，有氧健身操可以改善整体认知及其他特定认知领域，如无认知障碍老年人的执行功能和记忆保留。对轻度认知障碍患者也是如此，国内的几项干预试验结果都表明有氧健身操运动可以改善轻度认知障碍患者的认知功能。不仅如此，持续 3 个月（60 分钟/次、3 次/周）的广场舞对患有抑郁症的轻度认知障碍患者来说，是一种可接受、可行和有价值的措施。

总体而言，对患有轻度认知障碍的老年人来说，有氧健身操是一种有前途的干预策略。老年人在运动过程中需要记忆动作的内容和顺序，高度集中注意力，让全身各个器官相互配合，控制手、眼的协调能力，这对增强记忆力及提高注意力有很大帮助。而且有氧健身操又是一项团体运动，能够促进沟通交流，刺激语言中枢，间接地提高老年人认知功能。

（2）现代舞：在舞蹈领域，现代舞（包括拉丁、华尔兹、探戈等）也是在国际上广受欢迎的类型，而且拉丁舞、社交舞或各国家的传统舞蹈已被证明可以改善其他功能之间的平衡及老年人的认知。例如，在进行6个月的拉丁舞干预（60分钟/节）后，老年人的语言流畅性、延迟回忆和识别记忆功能都得到了很大的改善。其中语言流畅性与音乐本身可能在这种改善效果中发挥了作用，当老年人同时接触音乐和运动时，效果更佳。而探戈（指适应性探戈）被证明可能会增强老年人的空间信息的记忆编码能力。此外，研究表明爵士舞不会影响老年人的认知或情绪，但能改善平衡能力。

现代舞不仅可以促进和引导参与者通过体验和感觉发现自己的身体运动潜力，还提供了一系列的工具（身体、重量、空间、时间、能量和相互关系）。因此，舞蹈具备了感知和行动的无限可能性，其中有一个有意思的步骤——即兴创作。有研究者将即兴创作作为老年人脑健康的干预手段，最后结果发现这种形式的现代舞可以提高老年人的注意力转换能力及认知灵活性。

（3）舞蹈的运动应用卡见表5-14。

表5-14　舞蹈的运动应用卡

建议人群	认知状态	所有认知状态
	年龄	全阶段
建议剂量	运动频率	中
	运动时间	长
	周期	中/长
	运动强度	较低（阿尔茨海默病）/中（健康、轻度认知障碍）/较高（健康）
特点		社交互动、趣味性、轻松、费用低

舞蹈已经被证实可以改善不同认知状态老年人的认知水平。舞蹈可以比步行更大程度地改善健康老年人的视觉空间能力和记忆（延迟回忆）能力。在轻度认知障碍患者中，舞蹈能够改善其整体认知和身体功能，显著改善记忆力、视觉空间功能和言语能力。

在舞蹈运动剂量方面尚无明确的共识，但从目前的研究结果来看，更长的运动时间和更高的运动强度可能会带来更大的认知效益，同时需要定期运动。尽管有研究发现经过 9 周的舞蹈干预就可观察到受试者视觉空间能力的改善，但我们还是建议持续 3 个月及以上，利于不同认知状态老年人认知功能的改善及日常生活能力的优化。

对于舞蹈的运动强度，美国有氧健身操专家简·方达（Jane Fonda）认为，必须使心率增加到一定水平，并在此水平上保持至少 20 分钟，每周最少练习 3 次。美国运动医学学院也建议，有氧运动的强度应为最大心率的 55%～95% 或最大心率储备的 40%～85%。一项研究发现，使用中等强度舞蹈干预 3 个月后，轻度认知障碍患者的认知功能得到了改善，特别是在情境记忆和处理速度方面。但在随访 3 个月后发现记忆力的改善程度减弱了，这有可能是由于 3～6 个月期间受试者居家练习舞蹈，导致运动强度降低。这一事实不仅验证了舞蹈要定期练习，还要注重运动强度的适中，因此建议对于认知功能正常的老年人和轻度认知障碍患者，舞蹈的适合强度应该要达到最大心率的 60%～80%。患有阿尔茨海默病的老年人则建议达到最大心率的 40%～60%，即低至中等运动强度。总体而言，中等强度在舞蹈干预是比较容易实现的，因为强度太大对老年人的定期运动可能具有挑战性。一项研究报告，患有轻度认知障碍的老年人对中等强度运动计划的依从率为 79.2%，所以中等强度的舞蹈对于希望改善认知功能的老年人来说，是一种有前途的治疗干预措施。

（二）平静型运动的运动方案

1. 运动属性介绍卡（表 5－15）

表 5－15　平静型运动的运动属性介绍卡

运动属性	名称		我国传统运动（太极拳、八段锦、易筋经、五禽戏、六字诀）、瑜伽
	类型		多组分运动
	强度		中等（1.5～4.0METs）
益处	中国传统运动	太极拳	工作记忆、注意力分配、认知灵活性、整体执行功能
		八段锦	整体认知功能、记忆、执行能力
		易筋经	整体认知
		五禽戏	注意力、视空间功能、执行功能、命名能力、延迟回忆、定向力
		六字诀	改善认知（具体认知领域不详）
	瑜伽		延迟回忆、语言、视觉记忆、注意力、工作记忆、语言流畅性、执行功能、处理速度
推荐指数	☆☆☆☆☆		

2. 我国传统运动

对于老年人来说，随着年龄的增长和身体功能的下降，难以承受高强度的运动。而太极拳、八段锦、易筋经和五禽戏在内的我国传统运动方式对老年人来说比较温和安全，其重点是冥想和体育活动的结合。冥想已被证明可以通过增加大脑分配注意力的能力来影响注意力和执行功能。同时，越来越多的研究指出了我国传统运动对不同人群认知功能的积极影响。不仅如此，我国传统运动的组织方式多为群体学习，为运动者提供了一个社会互动的平台，可以减轻压力、缓解焦虑，进一步促进认知功能的改善。

（1）太极拳：太极拳已被广泛应用于改善老年人身体表现。太极拳是一种温和安全的运动形式，可以在站立或坐着进行。太极拳适用于不同级别的移动性，不需要特殊设备或特殊服装，在社区的各种环境中都是可行的，其在同一活动中结合了身体、认知、社交和冥想。太极拳可能是减缓认知功能正常和认知障碍老年人认知功能下降的有效干预措施。

太极拳中至少有 5 种潜在的治疗元素，可能是其对认知功能影响的基础。第一，太极拳是一种中等强度有氧运动，代谢当量估计为 1.5~4.0METs。这种有氧运动强度与快走类似，已被证明对认知功能有积极影响。第二，太极拳涉及学习和记忆新技能和运动模式，可支持视觉空间处理、处理速度和情境记忆能力的训练。第三，太极拳包括持续注意力集中、转移和多任务处理，可以帮助训练工作记忆、注意力分配、认知灵活性和整体执行功能。第四，太极拳的冥想成分可能对增强注意力和执行功能有直接好处，它可以通过与压力相关的途径减轻焦虑和抑郁对认知的已知影响来间接改善认知，这可能会影响皮质醇和其他与压力相关的认知功能下降途径。第五，太极拳不仅对认知功能有影响，长期进行太极拳练习还可改善老年人的动、静态平衡能力，特别对动态平衡能力的影响更加明显。

（2）易筋经：易筋经在改善老年人的认知功能方面也表现出一定的干预效果。研究表明，在老年人经常从事的运动项目中，与游泳、广场舞、太极拳和乒乓球等项目相比，易筋经对健康老年人的认知功能具有更加显著的改善作用。易筋经是将精神与身体运动结合为一体的运动，通过大脑皮质来集中训练，加强肌肉及其力量，即通过其功法动作，牵拉人体肌肉、筋膜、韧带和关节囊等组织，促进肢体局部的血液循环，刺激机体本体感觉能力，增强了机体神经对肌肉的募集能力。易筋经是有氧运动和无氧运动的高度结合，其中也不乏心理训练的因素。对经常进行不同运动项目的健康老年人的认知水平进行对比发现，进行易筋经练习的老年人，其整体认知水平显著高于其他运动组。针对没有运动习惯的健康老年人的运动干预试验，也验证了易筋经对健康老年人认知功能的改善作用。

　　（3）五禽戏：与其他传统运动相比，五禽戏的特点是对称的身体姿势和动作、呼吸控制、冥想和精神集中之间的相互作用。通过定期练习和排练结构化的姿势或动作，以及专注于心灵和呼吸，运动者可以达到"身体放松和心灵平静"和"天人合一"（人类是自然不可分割的一部分）的效果，从而稳定情绪，提高身体力量和健康。五禽戏运动不因场地、器械、性别或不同年龄水平而有区别。此外，五禽戏相对容易学习，对身体和认知功能的要求较低。因此，五禽戏非常适合有身体或认知功能障碍的人群。

　　认知功能方面的研究发现，6 个月的五禽戏练习可以对老年人的注意力、视空间功能、执行功能、命名能力、延迟回忆和定向力等总体认知功能起到显著干预作用，其中对女性的注意力的干预效果较男性更加明显。

　　（4）六字诀：六字诀是我国传统医学中的一种呼吸调理方法，通过特定的呼吸方式和发声练习来调节气息，增强气血循环，促进身心健康。六字诀的练习包括"吹、呼、嘻、呵、嘘、呬"6 种基本音节，每种音节对应不同的呼吸和发声方式。通过反复练习，可以调整气息平衡、改善呼吸质量，对身体健康和心理平衡有积极的影响。有研究表明，六字诀可以明显延缓轻度认知障碍患者的病情进展，改善其记忆力，对大脑功能产生积极影响。不仅如此，研究发现仅一次的六字诀练习就可发挥对认知功能的正面影响效应，表现为 P300 潜伏期明显缩短。

　　（5）八段锦：八段锦的特点是对称的身体姿势和动作、思想和呼吸练习以和谐的方式相互作用。八段锦相对容易学习，因为它只包含基于传统中医理论设计的 8 个简单动作。它的主要重点是释放体内能量，旨在产生多种健康益处。因此，与其他类型的运动不同，八段锦强调在正念和呼吸调整的同时锻炼四肢。一些系统评价表明，定期练习八段锦可以带来生理益处，包括增加力量和柔韧性、减少脂肪和降低血压、增强身体素质、改善心血管风险因素和心理健康。据报道，八段锦还可以改善轻度认知障碍老年人的整体认知功能、记忆、执行能力、语言学习。同样，一项随机对照试验研究了八段锦对老年人认知控制网络功能连接的影响。结果表明，八段锦可有效改善精神控制功能。太极拳和八段锦都有潜力预防老年人的记忆缺陷。

　　（6）我国传统运动的运动应用卡见表 5-16。

表 5-16　我国传统运动的运动应用卡

建议人群	认知状态	健康、轻度认知障碍、阿尔茨海默病前期
	年龄	青年/中年/老年
建议剂量	运动频率	中/高
	运动时间	长
	周期	中/长
	运动强度	中
特点		缓慢柔和、身心合一、冥想

相比其他项目，我国传统运动的强度往往得不到重视，大量关于我国传统运动的研究并未描述具体的运动强度，控制运动强度是我国传统运动在改善老年人认知功能方面应用中需要解决的重要问题。鉴于目前的研究基本以中等及以下强度进行干预，我们根据《体育锻炼延缓老年人认知衰退量效关系的专家共识》中针对我国传统运动的建议，将运动强度建议为最大心率的 64%～76%。

已有证据证明一次性太极拳运动对认知功能是没有影响的。与其他项目不同，其在练习过程中讲究"静"，一次性练习不足以使中枢神经系统产生足够的兴奋，只有达到足够的时间累积，才能提高认知功能。所以在进行我国传统运动干预试验时，持续时间很重要。我们认为不应低于 3 个月，专家共识也建议 12～24 周的运动周期。

在运动频率和运动时间上，我们建议的最佳运动频率和运动时间为每周 3～4 次、每次 60 分钟及以上，或每周 5 次及以上、每次 30～60 分钟。

3. 瑜伽

瑜伽是一种常见的身心运动，其以冥想、呼吸和姿势为中心。瑜伽及其他补充和替代疗法正变得越来越流行，特别是在使用这些补充和替代疗法治疗与衰老相关的慢性病（如背痛、关节炎、焦虑、抑郁和癌症）方面。瑜伽已被证明可以改善几种认知功能，如执行功能、注意力、智力、记忆力和注意力。因为其有助于改善情绪和减轻压力，而情绪低落与认知功能下降有关。

但目前关于瑜伽练习是否对老年人认知功能有影响的研究十分有限，在随机对照试验中，结果不尽如人意。有研究显示，在进行长达 6 个月的瑜伽练习后，对健康老年人（65～85 岁）的认知功能没有产生任何改善。

认知状态的不同会影响改善效果，上面随机对照试验中招募的大多数都是在主观记忆方面有问题的老年人，这与另一项随机对照试验中招募的认知健康的老年人之间存在差异，前者可能有一定的认知改善空间。此外，干预的瑜伽内容也会有所影响。

（三）"硬"武术的运动方案

1. 运动属性介绍卡（表5—17）

表5—17 "硬"武术的运动属性介绍卡

运动属性	名称	"硬"武术（跆拳道、空手道）
	类型	有氧运动
	强度	中等
益处		反应时间、平衡、协调、注意力、认知灵活性、加工速度，提高主观生活质量评分及短期程序记忆能力
推荐指数		☆☆☆☆

目前，武术往往分为两类："硬"武术和"软"武术。"软"武术之所以如此命名，是因为它们的自卫理论是基于重新定向对手的能量/攻击，并使用更多但威力更小的拳打脚踢，典型例子是太极拳。"硬"武术试图使用更少的打击和拳击，但每次都提供更大的力量。已经有许多研究通过练习跆拳道、空手道等"硬"武术来提高老年人的身体表现，这类"硬"武术具有太极拳的优点，并能提高反应时间。

此处提及的空手道和跆拳道都是经过改良的"适应性训练"，其在内容上避免反生理的姿势和技术，增加了一些如推法等的缓慢节奏运动。在没有专业教练带领的情况下，切勿自己进行"硬"武术运动。

2. 空手道

空手道给老年人带来的认知效益体现在整体认知功能、注意力、工作记忆、延迟回忆等方面。空手道是一门通过斗争练习来促进个人发展的学科，这也刺激了记忆和运动任务。空手道完全专注于技术和身体协调。这表明存在高要求的认知任务。当空手道与肌肉记忆、注意力集中和冥想练习相结合时，会对运动者的心理平衡产生更大的好处，而且空手道可以相对缓慢地锻炼，因此老年人受伤的风险很低。空手道已经被证明对改善健康老年人的认知功能有效，在12周的干预期后发现了视觉记忆和认知灵活性显著改善。不仅如此，对老年人进行适当的空手道干预可以降低跌倒风险并提高主观生活质量，提高认知功能。在每周2次、持续8周针对老年人（52~81岁）的空手道干预研究中发现，老年人在主观心理健康、焦虑和认知加工速度方面有所改善。

3. 跆拳道

有研究报道，定期进行跆拳道可有效增强体质，如有氧能力和柔韧性，以及改善身体成分。此外，有人认为，跆拳道可能会对大脑功能产生积极影响。在最近的一项研究中，16 周定期跆拳道（60 分钟/次、5 次/周；强度：最大心率 50%～80%）不仅可以有效地改善老年女性（≥65 岁）的健康状况，还可能由于促进了神经营养生长因子水平的增加，从而有效地改善认知功能。

4."硬"武术的应用

"硬"武术的运动应用卡见表 5-18。

表 5-18 "硬"武术的运动应用卡

建议人群	认知状态	健康
	年龄	青年、中年
建议剂量	运动频率	中
	运动时间	长
	周期	中/长
特点	节奏快、有趣、反应速度快	

有证据表明，有氧运动、平衡训练和协调训练的结合可以改善或维持认知功能。这种与年龄有关的运动干预在"硬"武术中尤为明显。在运动周期上，有学者仅用了 5 个月的时间对老年人进行空手道干预，即使其注意力、韧性和运动反应时间得到了改善，在持续 10 个月的空手道干预后发现改善效果更为显著。类似地，50 岁男性在进行适应性空手道运动（≥3 次/周、每次 90 分钟）6 个月和 12 个月后，非优势手的运动反应时间有所改善。所以我们可以假设，长时间的空手道对运动反应性有积极的影响。在运动时间上，硬"武术建议为每次持续 60～90 分钟的高强度武术训练，每周至少 2 次。其他学者的运动时间建议也比较相似，他们采取每周 2 次、60 分钟/次、持续 12 周的训练方式，认为 12 周的空手道干预与健康老年人认知功能的显著改善有关。

（四）抗阻运动的运动方案

1. 运动属性介绍卡（表 5-19）

表 5-19 抗阻运动的运动属性介绍卡

运动属性	名称	抗阻运动（HSTP、PRT、OEP、BRAIN、哑铃训练）
	类型	抗阻运动
	强度	中等/高
益处	认知功能中的短时记忆、反应速度和抗干扰能力	
推荐指数	☆☆☆	

抗阻运动可以增加老年人的肌肉质量和力量，也会对认知表现产生积极影响。在比较各种类型的运动干预对轻度认知障碍或阿尔茨海默病患者的整体认知、执行功能和记忆功能方面的疗效之后，结果表明抗阻运动最有可能成为减缓认知障碍患者整体认知、执行功能和记忆功能下降的运动疗法，特别是对于阿尔茨海默病患者。

抗阻运动常使用渐进式、高强度的方案，这些方案大多使用专门的运动器械进行训练。如果采用低强度到中等强度的训练，常使用弹力带或小哑铃。高强度抗阻运动方案基本是在健身房或诊所进行的。抗阻运动方案有几种常见的类型值得我们关注，如高速抗阻运动通过使用较轻的负荷和更快的运动速度来提高肌肉的神经适应性和力量表现，渐进式抗阻运动通过逐步增加负荷和训练强度来刺激肌肉生长和适应，高强度间歇抗阻运动结合了高强度的爆发性运动和间歇休息。下面我们将提供一些具体的案例进行相关建议，提供一些适合老年人的抗阻运动方案（不涉及专业大型运动器械的运动方案）。

2. 高速抗阻运动（high-speed power training，HSTP）

部分专家鼓励将 HSTP 纳入体弱老年人的运动计划，其被认为是抵消衰老造成的有害影响的关键干预策略之一。HSTP 是一种强度较高、速度较快的抗阻运动形式。它强调动作的快速执行和爆发力，通常包括使用较轻的重量但进行快速和高强度的重复动作。HSTP 已被证明可以增强老年人的肌肉力量、耐力和功率，提高日常活动的能力和机动性，而且 HSTP 可以激发大脑的活跃度，促进认知功能的提升。快速而有挑战性的动作要求老年人投入更多注意力、集中精力和进行思维决策，这对提高认知灵活性和反应能力有积极的影响。

与其他传统的低速抗阻运动相比，HSTP 具有一定优势，主要是当参与者尽快进行每次重复动作的同时肌肉收缩，表现出形态、神经适应和功能表现的改善。一般在采用 HSTP 方案对老年人进行干预时，推荐的是基于弹力带的 HSPT 或一些简单动作的 HSTP，这样形式的 HSTP 对于老年人来说是一种安全和低强度的运动方式。使用弹力带的 HSTP 通过持续 1 秒的向心收缩和持续约 3 秒的离心收缩进行。有研究使用了基于弹力带的 HSPT，共包括 8 个动作：坐姿划船、单腿推蹬、弹力带胸肌飞鸟、坐姿举腿、侧平举、半蹲、标准蹲、桥式运动，其 8 周的训练结果证明了该 HSTP 方案对轻度认知障碍老年人的神经肌肉功能和步态表现产生有利影响。除此之外，简单动作的 HSTP 同样有效。有研究仅进行 4 项持续 16 周的下肢练习：椅子上的深蹲、坐姿单腿髋部屈曲、坐姿单腿膝关节伸展、进行 12~15 次最大重复次数的双侧小腿抬高（共 8 组）。结果发现简单动作形式的 HSTP 也提高了老年人的移动性和双重任务表现，改善了语言记忆。

3. 渐进式抗阻运动（progressive resistance training，PRT）

从流行病学数据中我们知道老年人的肌肉质量和力量与认知功能具有相关性，此结果也被越来越多的研究者证实。抗阻运动改善了认知功能，并且这种改善与参与者肌肉力量的增加正相关，剂量增加是抗阻运动和认知效益之间的中介因素。PRT 的主要目标是通过逐步增加阻力的方式，提高肌肉力量和耐力。与其他抗阻运动相比，PRT 强调逐渐增加训练强度和负荷，以促进肌肉适应和进步。

目前 PRT 对轻度认知障碍或阿尔茨海默病患者认知功能改善的研究较少，但部分研究已经证明 PRT 可以改善轻度认知障碍患者的整体认知功能、选择性注意/冲突解决、联想记忆和功能性大脑可塑性的区域模式。

4. 奥塔戈运动计划（Otago exercise program，OEP）

OEP 最初被设计为一个以家庭为基础的、有监督的、渐进的老年人平衡和肌肉强化计划，其好处包括通过改善平衡、力量和认知功能来减少跌倒（详见附录 2）。OEP 适用于意识清楚、有行动能力的老年人，这种运动方式成本低、简单易行，老年人在专业医护人员的指导下，掌握训练要领之后，居家就能自主进行训练。大量研究已经证明 OEP 能够改善老年人的下肢力量水平和平衡能力。OEP 包括 4 项热身运动、5 项抗阻运动和 11 项平衡训练，以及 1 项步行计划（表 5-20、附录 3）。需要注意的是，85 岁以上的老年人很难进行行走转向（"8"字形）训练和坐到站训练。因此，应针对 85 岁以上的人群制订个性化方案。

表 5-20　OEP 运动项目

类型	运动项目
热身运动	头部运动、颈部运动、躯干运动、踝部运动
抗阻运动	膝关节前侧强化训练、髋关节外侧强化训练、膝关节后侧强化训练、踮脚训练、提踵训练
平衡训练	屈膝训练、倒走训练、行走转向（"8"字形）训练、侧向训练、趾踵站立、趾踵行走、单腿站立、足跟行走、足尖行走、坐到站训练、走楼梯训练

5. 哑铃训练

哑铃是一种趣味性强且操作简单的新型运动装置，前期研究结果证明其对中老年人的移动能力、平衡能力、生活质量和睡眠质量等健康指标具有积极影响。惯性健身设备（如哑铃和杠铃）的使用已经被证明在老年人群体中是安全可行的，并改善了老年人的活动性、平衡、力量、姿势稳定性。而基于惯性的哑铃训练是一种自发的旋转练习，它使用哑铃产生惯性，执行不同负荷的运动动作，可以同时挑战身体和认知。

有研究对 65 岁及以上的受试者进行了 12 周的哑铃训练干预（3 次/周、

60分钟/次），包括3个运动姿势、3种转动方式（双手、左手和右手转动）和2
种转动方向（顺时针和逆时针）。结果显示，为期12周的哑铃训练干预显著改善
了认知功能，尤其是整体认知功能，但对平衡能力无明显改善，可能是因为干预
周期仅有短短12周。

哑铃的惯性转动方式见图5-4。

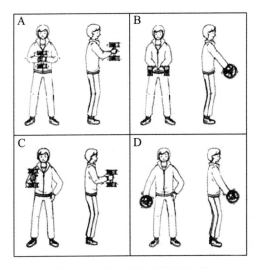

图5-4　哑铃的惯性转动方式

注：图片引自 LÜ J, SUN M, LIANG L, et al. Effects of momentum-based dumbbell
training on cognitive function in older adults with mild cognitive impairment: a pilot randomized
controlled trial [J]. Clin Interv Aging, 2015, 11: 9-16.

6. BRAIN

在心肺适能与肌肉质量、力量与认知功能具有相关性的基础上，诞生了一个
专门改善轻度认知障碍老年人认知的抗阻运动方案——BRAIN。该方案包括两
种非常不同且强大的试验性运动干预措施，即高强度间歇有氧运动（HIIT）和
高强度抗阻运动（POWER）。该计划的主要目的是确定 HIIT 结合 POWER 对
轻度认知障碍老年患者执行功能的影响。

HIIT 是一种由短时间高强度运动（≥85％最大心率，负荷接近或超过最大
有氧能力）搭配短暂休息或低强度运动（40％～60％最大心率），并重复多次的
运动方式，即短时间高强度运动和短时间休息/低强度运动交替进行。与传统的
中等、低强度有氧运动相比，HIIT 对机体的刺激更大，它可以提供类似甚至更
好的健康效益。

流行病学证据表明，心肺健康和心血管风险（如肥胖、胰岛素抵抗、炎症、
血压、动脉僵硬）可预测认知功能下降和脑部病变，而 HIIT 是改善心肺健康和

降低心血管风险的有效运动。16 周的 HIIT（4 组 4 分钟 90%～95% 最大心率的行走＋3 分钟 70% 最大心率的行走）被证明能促进老年人大脑对氧合血红蛋白的摄取，提高大脑对氧气的利用率，以维持大脑皮质活动的需要。HIIT 还能够有效提高老年人认知功能中的短时记忆、反应速度和抗干扰能力，这些积极改变可能与 HIIT 提高了老年人最大摄氧量水平有关。不仅如此，HIIT 可能通过调节脑内的线粒体功能改善老年人的认知表现，12 周 HIIT（5 分钟热身，9 组 1.5 分钟 85% 最大速度的跑步机运动＋2 分钟 45% 最大速度的跑步机运动）能通过调控线粒体动力学相关蛋白的表达改善线粒体功能，从而改善认知功能。

所以，BRAIN 尽管是一个抗阻运动方案，但是却包含了 HIIT 带来的认知优势。其假设为 HIIT 和 POWER 方案将显著改善执行功能，POWER 的认知效益将由合成代谢适应（增加的肌肉体积、力量和 IGF－1），以及改善后扣带皮质的形态、灌注和功能介导；而 HIIT 的认知效益将由心血管适应（增加有氧能力和降低血管硬度），以及改善海马的形态、灌注和功能介导（图 5-5）。

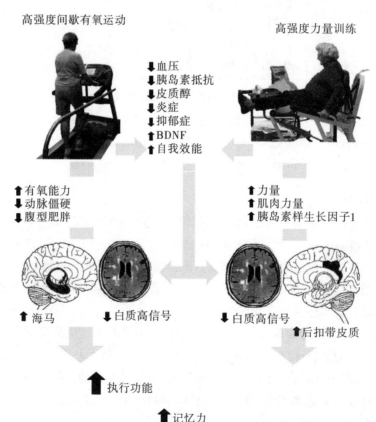

图 5-5 BRAIN 训练后可能介导认知改善的不同系统和中枢途径的理论模型

注：图片引自 VALENZUELA T，COOMBES J S，LIU－AMBROSE T，et al. Study

protocol for the BRAIN Training Trial：a randomised controlled trial of balance，tesistance，and interval training on cognitive function in older adults with mild cognitive impairment［J］. BMJ Open，2022，12（12）：e062059.

POWER 包括使用气动阻力机的 7 项练习：坐式腿部推举、坐式胸部推举、膝关节伸展、坐式划船、膝关节屈曲、三头肌伸展、髋关节外展。其抗阻运动的力量变体的特点是快速同心肌肉收缩，运动者被指示"尽可能快地"同心收缩，然后在离心阶段进行 3~4 秒的控制。HIIT 为跑步机行走、卧式踏步机或自行车练习。一次持续 4 分钟的 HIIT 要求最高心率可达储备心率的 85%~95%。结果显示 POWER 和 HIIT 结合的运动方案确实改善了轻度认知障碍患者的执行功能。

7. 抗阻运动的应用

抗阻运动的运动应用卡见表 5-21。

表 5-21　抗阻运动的运动应用卡

建议人群	认知状态	健康、轻度认知障碍、阿尔茨海默病
	年龄	青年/中年
建议剂量	运动频率	低/中
	运动时间	中
	周期	短
	运动强度	中/较高（注意渐进原则）
特点	改善肌肉力量、预防跌倒、具有发展潜力	

有研究评估两种不同强度的抗阻运动（50%1RM 和 80%1RM）对老年人认知功能的影响，结果发现中等强度和高强度的抗阻运动对老年人认知功能同样有益，这个结论也被其他学者证实。比较老年人在 12 周内进行不同强度（中等强度和高强度）抗阻运动对肌肉力量的影响，发现两组相对于对照组都有改善，高强度与中等强度相比可以带来更大的肌肉力量改善，但中等强度比高强度能更明显地改善老年人的情绪。这可能是由于老年人的情绪与认知功能的某些方面有关，而老年人的高抑郁得分与认知功能下降有关。总体来说，抗阻运动对老年人认知功能有益，并不绝对取决于运动强度。相反，从心理学的角度来看，中等强度可能更适合老年人，因为它除了认知效益，还可以显著改善老年人的情绪和生活质量。

此外，值得注意的是，运动强度的不断提高要通过渐进式增加循环次数来实现。运动方案可参考美国运动医学学会老年人抗阻运动指南的建议，要求运动者在运动之间尽可能多地休息，以便为下一次运动做好准备，每次抗阻运动时间不超过 50 分钟。

在抗阻运动的剂量方面，包括 25 项研究数据的 Meta 分析显示，以增加健康老年人肌肉力量为目标的抗阻运动方案，其特点是周期为 50～53 周，运动强度为单次重复最大值（1RM）的 70％～79％，每组重复 6 次，每组之间休息 60 秒。同时，推荐以下方案来防止老年人肌肉质量的损失：周期为 8～12 周，每周 3 次，运动强度为 60％～80％1RM，每次 3～4 组，每组重复 8～12 次。

（五）手指运动的运动方案

1. 运动属性介绍卡（表 5－22）

表 5－22　手指运动的运动属性介绍卡

运动属性	名称	手指运动
	类型	/
	强度	较低
益处	认知功能（如注意力）	
推荐指数	☆☆☆☆	

研究发现，与步态功能类似的手部运动功能下降也是认知障碍的可能候选风险因素，因为它与大脑皮质活动有关。这种关联可能依赖于中枢神经系统的认知，以及运动区域与周围神经系统的运动神经元之间共享的神经过程。但手部运动功能与认知之间的关联尚不清楚，因为手不仅局限于需要力量的活动，而且还与执行精细和复杂的活动有关，这些活动需要不同的技能来执行特定动作。

2. 手指操

手部运动功能是身体功能的重要组成部分，在对轻度认知障碍老年人实施 12 周的手指操干预后，发现手指操能有效改善大脑额叶和顶部大脑皮质功能，而额叶正是记忆认知领域的主要部位，大脑皮质则是认知领域所在部位。日本的一项研究揭示了手功能与认知功能下降之间的联系。来自挪威的研究报告称手部运动功能与被诊断为轻度认知障碍或痴呆的老年参与者的认知成正相关关系。

简单的手指操能达到以上效果，主要是因为人的手有丰富的经络点，如内关、外关、合谷等，代表不同的器官和组织反射。经络点和内脏器官之间的强烈神经连接已被证实。此外，手部感觉与特定大脑区域之间也有神经连接。因此，手指运动的潜在好处之一可能是运动者的特定大脑区域通过连续反复敲击、按压和摩擦相关经络点来唤起，这些作用机制可能与调节气血及阴阳有关，通过经络重新平衡生命能量。另一个潜在的好处可能是，通过专注研究所需的精细手指运动，运动者的注意力和认知功能的重要组成部分得到了有效的训练和改善。

3. 手指运动的应用

手指运动的运动应用卡见表 5-23。

表 5-23　手指运动的运动应用卡

建议人群	认知状态	轻度认知障碍、阿尔茨海默病
	年龄	老年
建议剂量	运动频率	高
	运动时间	短
	周期	长
特点	方便、易懂、随时	

　　手指操能显著改善轻度认知障碍老年人的认知功能，可以作为轻度认知障碍早期管理方案的内容之一。大多数手指操都基于中医学原理，我们也推荐采用体操教练葛守平编制的 22 节手指操（附录 4），整个完成时间大约需要 6 分钟，包含 22 个动作：按摩手心、按摩手背、抓指、张指、点指、数指、伸指、分指、旋指、按指、夹指、击指尖、击指跟、弹指、拉指、压指、压腕、按内外关穴、对压合谷后溪穴、击劳宫穴、捏手、甩手。

　　相对于 22 节手指操，以下这种简单的手指操可能更方便，更适合在没人指导的时候进行（表 5-24）。建议手指操每天 1 次，每次持续 10~15 分钟或重复完成 3 组。当然除了比较专业的手指操，平时也可以借助一些活动手指的工具，如握力圈、握力球、指力器、感觉按摩球等。

表 5-24　简单手指操

挤压手指	左手自然伸平，右手大拇指顺手掌方向放在左手中指上，其他手指与大拇指轻轻挤压左手中指，做 5 次后同样方法挤压右手中指	①
轻攥中指	左手伸平，右手大拇指放在左手中指一侧，右手其他手指轻轻攥住左手中指，做 5 次后同样方法轻攥右手中指	②
轻挤无名指	右手大拇指从手掌方向放在左手无名指和小指上，其他手指放在左手背上，一起轻轻挤压，做 5 次后同样方法轻挤右手无名指和小指	③

挤压手心	右手大拇指放在左手食指和中指上，右手其他手指从手心方向挤压，做5次后同样方法挤压左手手心	④
顶大拇指	右手大拇指内侧和中指指甲顶住左手大拇指，轻轻按压，做5次后同样方法顶左手大拇指	⑤
上挺手指	左手无名指指甲顶住左手大拇指指肚，其他手指用力向上挺，做5次后同样方法上挺右手手指	⑥
按压指肚	两手中指指肚合拢，其他手指交叉放在指根处，轻轻按压，做5次	⑦
手指上伸	左手和右手的中指指甲并拢，其他手指用力向上伸，做5次	⑧

注：该表内容参考赖小星，霍晓鹏，姜鸿，等. 手指锻炼和认知训练对老年轻度认知障碍患者的影响［J］. 现代临床护理，2017，16（9）：24—30.

（六）智慧运动的运动方案

1. 运动属性介绍卡（表5—25）

表5—25　智慧运动的运动属性介绍卡

运动属性	名称	智慧运动（电子游戏、棋牌）
	类型	多组分运动
	强度	较低、低、中
益处	电子游戏	工作记忆、注意力分配、认知灵活性、整体执行功能；手眼协调、视觉空间处理、更高层次的认知功能（任务切换和工作记忆）
	棋牌游戏	总体认知水平、数字记忆向后广度、视觉向后广度及词汇分类功能
推荐指数	☆☆☆	

2. 电子游戏

电子游戏通过计算机、游戏机、智能手机、平板电脑等电子设备提供媒介和交互方式，让玩家能够参与虚拟世界的游戏体验中，其优势在于经济、愉快且有趣。有文献报道过电子游戏对老年人认知的改善效果。电子游戏干预后，老年人的一些认知功能得到了改善，包括处理速度、智力、视觉运动协调、注意力和整体认知功能。下面主要介绍电子体感游戏在大脑健康中的应用。

随着虚拟现实交互技术的进步，结合电子游戏和运动的电子体感游戏成为一种创新的老年人休闲方式。电子体感游戏可以感知玩家的手势和身体动作，进行互动。研究表明，与单纯的运动相比，电子体感游戏可改善帕金森病、精神分裂症、多发性硬化症、轻度认知障碍患者和健康老年人的整体认知功能。此外，研究发现，老年人喜欢参加电子体感游戏，这可能有助于提高依从率。对于认知障碍的老年人来说，电子体感游戏是一种可行且令人愉快的干预措施。

电子体感游戏的运动应用卡见表5-26。

表5-26　电子体感游戏的运动应用卡

建议人群	认知状态	所有认知状态
	年龄	全年龄段
建议剂量	运动频率	短、中
	运动时间	中
	周期	中
	运动强度	低、中
特点	社交互动、趣味性、轻松	

尽管有证据表明，参加各种类型的电子游戏对老年人的身体和认知都有好处，但仍有一些理论上和实践上的重要问题有待解决。例如，电子游戏干预的可变性和剂量确定上的困难，包括使用的电子游戏类型、评估对象的认知状态及评估方式等。最近发表的一项随机对照试验显示，具有挑战性的电子体感游戏和被动运动均可改善轻度认知障碍患者的执行功能，然而具有挑战性的电子体感游戏在训练6个月后才产生显著效果，而被动运动在3个月后已经产生了效果。对这种差异的一种可能的解释是，具有挑战性的电子体感游戏需要受试者花费更多时间来掌握这项活动，这可能延迟了干预的协同效应。

在持续时间上，参考目前的研究结果并出于安全考虑，我们认为轻度认知障碍和认知健康的老年人不宜采用持续时间太长或太短的电子体感游戏进行干预。

3. 棋牌游戏

棋牌游戏不仅能满足社会互动的需要，还能同时部分满足社区居住老年人的情感和社会需求，因此可以增强老年人的执行功能。从社会心理学角度来看，棋牌游戏作为带有一定社交性质的休闲娱乐活动，需要老年人在参与过程中交流沟通，不仅可以有效刺激老年人的语言功能，还能增强人际互动，促进老年人积极参与休闲活动，提高认知储备。从神经学的角度来看，棋牌游戏作为一种典型的智力游戏，要求玩家在游戏过程中进行积极主动的思考，这可以有效调动大脑神经网络功能，并促进神经突触的建立，激活神经细胞，使其参与神经传导通路的建设。棋牌游戏训练可以有效缩短额叶与颞叶的神经应答时间，使被训练者能够在更加快速地对全局和局部认知信息做出反应的同时，提高预防痴呆的神经病理学弹性。一项20年的随访发现，棋盘游戏可能对降低痴呆、认知功能下降和抑郁的风险产生有益的影响。

（1）麻将：麻将是我国老年人流行的社交娱乐形式，通常由4人一起玩，其获胜和计算分数的规则较为复杂。

2006年首次有研究报道打麻将可以显著改善痴呆患者的认知功能。研究发现，打麻将不仅能有效改善中老年人的短期记忆、注意力和逻辑思维，还能改善轻度认知障碍患者的执行功能，这一发现可能反映了这样一个事实，即打麻将在精神和智力上都是具有挑战性的。为了赢得比赛，参与者需要集中精力，判断和预测其他人的下一步行动，以便选择获胜的最佳策略。同时，打麻将也需要眼睛和手部动作的配合，所有这些活动都可能调动了大脑中的认知储备，从而增强了执行功能。而且与患有痴呆的受试者相比，患有轻度认知障碍的受试者可能有更多的认知储备来有效地从事麻将活动并激活大脑皮质。另一项研究表明，在改善老年人的认知功能方面，打麻将比太极拳产生了更好的效果。

需要注意的是，长时间打麻将会增加患高血压和心脏病等疾病的风险，因为打麻将时长期久坐且存在一直被迫吸收二手烟的可能性。

（2）围棋、象棋：围棋涉及许多与认知功能相关的变化，包括学习、抽象推理和自我控制，这有助于进行认知行为疗法。早期就有研究使用围棋治疗早发性阿尔茨海默病患者，结果显示其改善了痴呆的行为和心理症状，并改善了BDNF水平，但对患者整体认知功能并没有干预效果。选取没有围棋经验的认知功能下降的老年人进行每周1次、每次60分钟的围棋干预后发现，即使是认知功能下降的老年人也能理解围棋的规则，轻度认知障碍患者和轻度阿尔茨海默病患者都能够完全掌握游戏的基本技术，而且通过定期参与围棋游戏改善了他们的认知功能（注意力和记忆力）。

值得注意的是，该研究中围棋之所以能够适用于认知功能下降的老年人，是因为这个60分钟的干预活动包括围棋游戏基本规则和技巧的讲座（15分钟）、围棋游戏练习（15分钟）和下围棋（30分钟），该围棋游戏练习是该研究原创的，研究者根据参与者的理解程度来调整练习的难度，使得轻度认知障碍参与者可以在没有教练支持的情况下自己下围棋，有参与者甚至在完成干预后主动下围棋。

对于老年人，参与象棋活动可以带来多方面的认知效益。从事包括国际象棋在内的休闲活动的人倾向于延迟出现痴呆的迹象。一项持续了 5 年，包括近 500 名参与者的研究表明，玩棋牌游戏的人患痴呆的可能性比偶尔甚至很少参加棋牌游戏的人低 35% 以上。

（3）棋牌游戏的应用。

棋牌游戏的运动应用卡见表 5-27。

表 5-27　棋牌游戏的运动应用卡

建议人群	认知状态	所有认知状态
	健康状况	本身喜欢久坐者并不推荐
	年龄	全年龄段
建议剂量	推荐频率	中/高
	运动时间	长
	推荐周期	中/长
特点	成本低、开展方便、趣味性强、社交互动	

棋牌游戏不仅对改善健康老年人、轻度认知障碍和阿尔茨海默病患者的认知功能有益处，而且还可以增加他们的社交参与和互动。我们尚不清楚棋牌游戏带来的好处是来自与同龄人定期互动还是由于棋牌游戏本身，但人际互动的广泛参与可能是产生有益效果的关键因素。此外，由于围棋的规则简单且易于理解，轻度认知障碍和轻度痴呆患者能够完全掌握其中的基本规则，所以我们推荐围棋作为一种有效且多功能的工具，可应用于各种认知状态的老年人。

此外，涉及干预周期的研究显示，参与棋牌游戏 12 周及以上对改善老年人认知功能的效果更佳，这可能是因为神经细胞突触的可塑性需要一定时间刺激才会产生效果。12 周这个周期也在应用麻将干预轻度认知障碍老年患者的研究中得到证明。在干预频率上，一项为期 5 年、488 名受试者的研究表明，与对照组每周至少进行 4 次或更少的智慧运动相比，每周至少进行 11 次智慧运动（如下棋、填字等）的干预组，痴呆的发病时间延迟 1.3 年。所以我们鼓励采取高频率，但棋牌游戏以坐着为主，太高频率与我们运动干预的认知相违背，所以如果本身就是久坐人群，建议干预频率为每周 3~4 次，单次干预时长约 60 分钟，持续时间 12 周及以上。

（七）步态运动的运动方案

1. 运动属性介绍卡

步态运动的运动属性介绍卡见表5-28。

表5-28　步态运动的运动属性介绍卡

运动属性	名称	步行（如北欧式健走）
	类型	有氧运动
	强度	低、中
益处		执行功能、处理速度
推荐指数		☆☆☆☆☆

2. 步行

步行是老年人常见的运动形式，涉及神经肌肉、感觉和认知功能的相互作用。有证据表明，步行能力与认知和执行功能的改善有关，参加步行可能有助于防止认知功能下降并降低痴呆发病风险。在没有认知障碍的久坐老年人中，步行可以改善定型转移和抑制。然而也有相互矛盾的研究结果，如有研究表示步行对改善认知障碍患者的认知功能没有有益影响，同一作者还报告，对于患有中度痴呆的患者，步行对其影响很小或没有影响。但这个研究结果可能和参与者的身体状况有关，而且太短的干预时间也会影响认知效益。

步态是影响老年人和神经系统疾病患者正常步行的主要关注点。步态异常与老年人的多种不良结局有关，包括阿尔茨海默病。WHO在对6项研究（8699名受试者）的Meta分析中发现，与普通年龄组相比，步态异常和即时言语记忆测试与痴呆发病风险升高有关。同样，已有研究证明步态测量能够预测最初非痴呆老年人认知功能下降和痴呆发病风险。有证据表明，步态的各个方面与特定认知领域的联系强度可能不同。在一项纵向研究中，对非痴呆老年人的8种不同步态测量指标进行了因子分析，由此产生的"速度""节奏""可变性"因素并不能同样预测不同领域的认知功能下降，在"速度"因素（步行速度和步幅高度增加）上表现较差与执行功能下降有关，步行速度已被证明和认知功能下降及痴呆发病风险增加有关；在"节奏"因素上表现较差与记忆力下降特别相关；"可变性"因素与执行功能和处理速度的相关性更强。有研究发现步行速度与整体认知之间存在很强的负相关关系，较慢的步行速度者在认知评估中表现较差，较快的步行速度者在认知评估上表现较好，中间步行速度者表现居中。综上，如果采用步行对老年人进行认知干预，那么步态、步速的改善尤为重要。

北欧式健走（Nordic walking，NW）：与传统步行相比，北欧式健走能够在短时间内提高有氧运动能力和肌肉力量等。研究表明，完成为期6个月的北欧式健走干预后，老年人的平衡和敏捷性得到改善。北欧式健走者更多地使用他们的整个身体，胸部、上肢、腹部、脊柱和其他核心肌肉受到刺激，这是正常行走所没有的。北欧式健走不仅有益于老年人健康，还能改善老年人认知功能。主要原因有两点：第一，使用北欧式健走杆会增加步幅和步速，并加强下肢肌肉，可能导致最大步行速度增加。第二，北欧式健走比普通步行复杂性更大，需要激活其他皮质区域，如前运动皮质。北欧式健走涉及的神经回路较复杂，可能有助于改善认知缺陷。此外，北欧式健走对正确的步态姿势的要求很高，在为期12周的北欧式健走干预中，参与者使用正确的步行技术被认为也对认知改善产生了重要影响，尤其是抓地力技术。国际北欧式健走联合会已经确定，北欧式健走的正确技术是主动和动态的，并且通过握把和带子控制杆子以推动身体前进。正确使用北欧式健走杆有助于重心向后移动，从而使人恢复正确的步态模式和采取正确的身体姿势。

3. 步行联合其他运动方式

步行强度较低，作为有氧运动的一类，很可能在强度上达不到取得认知效益的阈值。所以许多研究者探索在步行中增加一些挑战，如果在认知挑战性环境中进行运动，则运动带来的神经和认知效益可以进一步增强。一项研究将北欧式健走联合认知训练一起进行干预，结果表明，12周的联合干预使得老年人在平衡能力、认知健康方面的表现都有所提高。另一项3个月的北欧式健走项目，在其中加入简单认知训练，如解决算数问题（步行30分钟，平均距离为2.5km），结果发现定期的北欧式健走结合认知训练也可以为老年人的身体素质和认知功能的改善提供帮助。

初步证据表明，每天的正念练习可以改善老年人的认知功能。研究表明，对于居住在社区的老年人实施短暂的户外正念行走课程是可行的。正念练习与步行相结合作为一种干预策略（即正念行走），是一个可能放大认知效益的方法。

4. 步态运动的应用

步态运动的运动应用卡见表5-29。

表5-29　步态运动的运动应用卡

建议人群	认知状态	所有认知状态
	年龄	全年龄段

续表

建议剂量	运动频率	中/高
	运动时间	长
	周期	长
	运动强度	低/中
特点	易坚持、普适性、费用低、轻松、安全	

步行具有普适性，可以在各认知阶段的老年人中适用，尤其是对于阿尔茨海默病患者，个性化的步行干预计划（4次/周，≥30分钟/次）对阿尔茨海默病患者的认知障碍具有良好改善作用。

步行运动剂量包括步行时间、步行速度、步行周期、步行强度（快走/慢走）以及步态。在步行周期上，大多以"年"为单位进行干预，在步行时间上建议每次步行超过60分钟。而对于步行距离，一篇关于长距离（每天步行30~40km）的步行研究发现步行距离与工作记忆、执行功能和视空间短期记忆之间并没有正相关关系，步行速度与工作记忆之间存在正相关关系。但另外的研究表明，与每天步行超过1英里（约1.6km）的健康男性老年人（71~93岁）相比，每天步行不超过1英里的健康男性老年人的痴呆发病风险明显更高（7.1~8.2倍）。综上，我们在步行运动剂量上更建议提升步行速度，用中等强度行走。出于安全和认知效益考虑，并不建议老年人进行长距离的步行，每天超过1.6km是比较适宜的。在时间上我们推荐长期、定期的干预计划，尽管12周的步行就可以带来认知效益，但是我们建议持续进行至少1年的步行干预。

（八）水中运动的运动方案

1. 运动属性介绍卡（表5—30）

表5—30　水中运动的运动属性介绍卡

运动属性	名称	水中运动
	类型	有氧运动
	强度	低、中等
益处	短期和长期记忆、认知灵活性、抑制控制、工作记忆的更新	
推荐指数	☆☆☆☆	

如今，水中运动逐渐流行，特别是在老年人中。水中运动通常包括水中步行、跑步和跳跃，以及游泳。由于浮力、阻力、压力和温度等因素，水中运动更能促进机体稳定性，同时可以最大限度地减少重量负荷及关节压力，并降低运

期间受伤的风险。所以通常建议患有关节炎、平衡能力或肌肉力量不足的老年人进行水中运动。有证据表明，基于水中运动的方案显著提高等长和动态肌肉力量、心血管功能、肌肉厚度，以及缓解肌肉骨骼疼痛，提升心理健康及认知功能。

在改善认知方面，与相同的陆地上运动相比，健康的老年人在齐胸深的水中运动或休息时（水浸）进行回忆测试，往往会犯更少的"认知"错误。更有意思的是，有学者利用水中运动和北欧式健走相结合的方式——水上北欧式健走，即在水温 34~36℃ 的游泳池中进行北欧式健走，证明能够改善患 2 型糖尿病老年人的血糖水平、血管功能、身体素质、脑血管反应性和认知功能。

2. 游泳

游泳不但可以动用所有肌肉群，同时还可以促进心肺健康，而且与步行或慢跑相比，游泳对关节的创伤较小。一些综述描述了水中运动对老年人体质参数（如有氧运动能力和力量）的有益影响，在认知功能方面，游泳被证明可以同时改善短期记忆和长期记忆。此外，老年人对水中运动特别感兴趣，因为它可以减少对跌倒的恐惧，增加对负重活动的耐受性，并增强依从性和参与性。

3. 水中运动的应用

水中运动的运动应用卡见表 5-31。

表 5-31　水中运动的运动应用卡

建议人群	认知状态	所有认知状态
	年龄	全年龄段
建议剂量	运动频率	低/中
	运动时间	中/长
	周期	中
	运动强度	低、中等
特点	减少重量负荷、关节压力，安全、新颖	

由于应用水中运动干预老年人认知障碍的研究太少，我们无法提供一个较为准确的建议。我们借几个试验中的方案来描述，这些方案已被证明在老年人中实施具有可行性和安全性。

首先是根据韩国水上运动协会提出的方案修改而来的，针对 68~80 岁老年人的水中运动方案（表 5-32），试验在室温 29~30℃、相对湿度 70%~75%、水温 28~29℃、水深 1.2m 的游泳池中进行，每周 3 次，共 16 周，运动强度每 4 周增加 1 次。1~4 周％HRR 为 40%~50%，5~8 周％HRR 为 50%~60%，

9~12 周％HRR 为 60％~65％，13~16 周％HRR 为 65％~70％，此运动强度达到了中等至高强度，可增加 BDNF 水平。

表 5-32 适合老年人的水中运动方案

热身（10 分钟）	拉伸、慢走、弹跳
主要运动（40 分钟）	1. 踝内翻、踝外翻 2. 踢腿（足球踢腿、俄罗斯踢腿、后踢腿） 3. 慢跑 4. 开合跳 5. 越野跑 6. 钟摆运动 7. 侧步、踏步和交叉步 8. 腿摆动和弯曲 9. 跳跃 10. 转动脚踝和前脚掌 11. 青蛙跳、卷曲跳跃 12. 剪刀步和跳跃 13. 基格（Jig）舞 14. 水中杠铃
冷却（10 分钟）	拉伸、慢走、弹跳

其次，犹他州一家康复诊所的 Neural Effects 团队为有认知障碍的老年人提供了一些水中运动的指导例子（表 5-33）。

表 5-33 适合认知障碍老年人的水中运动

名称	内容
腿部摆动	1. 在水中直立（齐腰部或齐胸深），如果需要支持，请扶住游泳池的一侧 2. 保持背部直立，像钟摆一样将腿从墙上摆开，重复几次 3. 改变用来支撑的手，然后另一条腿重复以上动作
小深蹲	1. 在水中直立（齐腰部或齐胸深），扶住游泳池壁，双脚分开与肩同宽 2. 弯曲膝盖以尽可能使臀部降低（假装坐在看不见的椅子上） 3. 回到起始位置
提踵运动	1. 在水中直立（齐腰部或齐胸深），双脚分开与肩同宽，保持背部挺直 2. 慢慢抬起脚后跟，尽可能多地用脚趾保持站立时姿势 3. 将脚后跟落回起始位置
原地踏步	1. 在水中直立（齐腰部或齐胸深） 2. 原地踏步，注意把手臂保持在水面下
水中漫步	1. 在水中直立（齐腰部或齐胸深） 2. 开始像在陆地上行走一样摆动手臂穿过游泳池，避免踮起脚尖走路，保持背部挺直

名称	内容
手臂划圈	1. 在水中直立（齐脖子深），双腿分开以保持平衡（也可以坐下来完成） 2. 将双臂向前抬起，直到它们低于水面约 10cm 3. 开始用手臂向内划小圆圈，然后逐渐增加圆圈的大小；保持手臂伸直，不要让双手交叉 4. 向外划小圆圈，重复以上动作
手臂抬起	1. 在水中直立（齐脖子深），双腿分开以保持平衡（也可以坐下来完成） 2. 尽可能向前平举一只或两只手臂，手掌朝下；如果一只手臂无力，可以用另一只手臂协助 3. 慢慢地将双臂划向侧面，保持手掌向下，仅将它们抬高到肩膀水平，然后放下手臂
推拉	1. 在水中直立（齐脖子深），双腿分开以保持平衡（也可以坐下来完成） 2. 将手臂放在水下，将左臂向后推，同时将右臂向前拉，然后交换手臂并尽可能快地重复

注：该计划来自 Neural Effects 团队（网址：https://neuraleffects.com/）。

（九）球类运动的运动方案

1. 运动属性介绍卡（表 5—34）

表 5—34　球类运动的运动属性介绍卡

运动属性	名称	球类运动
	类型	多组分运动
	强度	中等
益处	注意力、认知灵活性、反应速度、视听觉感知、记忆力	
推荐指数	☆☆☆☆	

　　老年人在闲暇时更愿意选择能满足其身体和心理需求的运动，而球类运动含有游戏、社交元素，并且球类运动隐含的竞争和比赛氛围被证明可以帮助个人应对生活并影响老年人整体健康。球类运动作为开放性运动，有着其他运动所不能比拟的认知优势。有研究指出，操作环境变化的复杂运动技能，如开放性运动技能，可产生内隐认知和外显认知的联合效果，获得更好的认知效益，例如，开放性运动对改善老年人的注意抑制功能、延缓老年人认知灵活性衰退具有更好的干预效果。通过对开放性运动和闭锁性运动的研究，证明了开放性运动对老年人视听觉感知和记忆有直接益处。

2. 乒乓球

　　乒乓球强度较低，对运动者的反应速度、动作协调性和快速应激能力有着较高的要求，能增强神经系统的灵敏性和协调性，使运动者中枢神经系统的工作能力得到改善。日本的一项研究发现，3000 名老年人在参与了乒乓球练习后，其大脑额叶区域的活动度明显增加，身体的活动水平、心理健康评分和情绪评分都有了明显改善。我国学者研究发现，乒乓球对老年人认知功能的提高有着显著促进作用。此外，乒乓球也适用于轻度认知障碍老年人，每种乒乓球技能的训练都是从一个简单的动作发展到更复杂的变化，所以能够引起独特的神经认知变化，进而影响老年人的任务转换和工作记忆。

3. 手球

手球结合了健身、耐力、手眼协调、敏捷和策略等元素，其项目主要包括手部运动和眼动练习，在运动中刺激手经络点，提高运动者的认知功能。眼动练习可以促进大脑半球的相互作用和对侧半球的激活，从而提高视觉处理能力。有研究证实，6 个月的手球运动计划（5 次/周，30 分钟/次，最大心率 60%）可提高患有轻度认知障碍老年人的认知功能，尤其是记忆功能。

4. 羽毛球

羽毛球要求运动者在短时间内选择适当的动作，通过击球和步法技术将球击给对方。以不同的高度和速度向不同方向击打羽毛球，可以提高神经系统的兴奋性和敏感性，并增加参与运动的肌肉纤维数量。同时，羽毛球还能促进人们之间的交流，进而改善执行功能和身体功能。但是其效果与运动时间的长短有关，时间越长，效果越好。不仅如此，羽毛球还被用于改善轻度智力障碍成年人的执行功能。健康老年人在进行 30 分钟的羽毛球运动后，发现其 BDNF 水平显著增加，且血清中 IGF-1 水平增加。

5. 步行足球

步行足球在英国兴起，其被宣称是为老年人和行动不便人群准备的运动。步行足球可以说是小型的休闲足球，与足球最明显的区别在于它是一种采用步行的足球。步行足球常在半正式的团体中进行，场地、球员人数、步行规则的严格程度和允许的抢断（如果有的话）都可能有所不同。步行足球对老年人健康有许多好处，包括减少患心血管疾病（如脑卒中）、2 型糖尿病的风险。在认知改善方面，我们建议步行足球应该每周进行 1 次、每次超过 1 小时，这样才可能产生良好的效果。

6. 高尔夫球

高尔夫球是一项具有身体、认知和社交作用的多方面活动，可有效减轻和（或）预防老年人的身体和认知功能下降。德国雷根斯堡大学的一个研究小组报告，即使在晚期，20 节高尔夫训练也能提高脑卒中患者的视觉成像能力。此外，日本一项研究表明老年人可以在任何年龄开始打高尔夫球且坚持率非常高

（96.2%）。"从高尔夫开始（Starting New at Golf，SNAG）"项目，旨在简化高尔夫的基本技术。SNAG 项目集成了推杆、削球、投球及长距离击球，其主要目的是让初学者从一开始就熟悉游戏，同时享受到乐趣。SNAG 作为一个适合儿童和老年人的运动，不仅容易学习，而且很有趣，它的设计使其既安全又便携，允许在室内和室外教学、练习和游戏。因此，我们在这里也将它推荐给大家。

参考文献

KELLY M E，LOUGHREY D，LAWLOR B A，et al. The impact of exercise on the cognitive functioning of healthy older adults：a systematic review and meta－analysis［J］. Ageing Res Rev，2014，16：12－31.

CHEN F T，ETNIER J L，CHAN K H，et al. Effects of exercise training interventions on executive function in older adults：a systematic review and meta－analysis［J］. Sports Med，2020，50（8）：1451－1467.

BALASUBRAMANIAN P，KISS T，TARANTINI S，et al. Obesity － induced cognitive impairment in older adults：a microvascular perspective［J］. Am J Physiol Heart Circ Physiol，2021，320（2）：H740－ H761.

SACHDEV P S，BLACKER D，BLAZER D G，et al. Classifying neurocognitive disorders：the DSM－5 approach［J］. Nat Rev Neurol，2014，10（11）：634－642.

DIAMOND A，LING D S. Conclusions about interventions，programs，and approaches for improving executive functions that appear justified and those that，despite much hype，do not ［J］. Dev Cogn Neurosci，2016，18：34－48.

HILLMAN C H，MCAULEY E，ERICKSON K I，et al. On mindful and mindless physical activity and executive function：A response to Diamond and Ling（2016）［J］. Dev Cogn Neurosci，2019，37：100529.

VAN GELDER B M，TIJHUIS M A，KALMIJN S，et al. Physical activity in relation to cognitive decline in elderly men：the FINE Study［J］. Neurology，2004，63（12）：2316－2321.

CHEN F T，ETNIER J L，WU C H，et al. Dose － response relationship between exercise duration and executive function in older adults［J］. J Clin Med，2018，7（9）：279.

ZHU X，YIN S，LANG M，et al. The more the better? A meta － analysis on effects of combined cognitive and physical intervention on cognition in healthy older adults［J］. Ageing Res Rev，2016，31：67－79.

ZHIDONG C，WANG X，YIN J，et al. Effects of physical exercise on working memory in older adults：a systematic and meta－analytic review［J］. Eur Rev Aging Phys Act，2021，18（1）：18.

LARSON E B，WANG L，BOWEN J D，et al. Exercise is associated with reduced risk for incident dementia among persons 65 years of age and older［J］. Ann Intern Med，2006，144

(2): 73-81.

COLCOMBE S, KRAMER A F. Fitness effects on the cognitive function of older adults: a Meta-analytic study [J]. Psychol Sci, 2003, 14 (2): 125-130.

BROWN B M, RAINEY-SMITH S R, CASTALANELLI N, et al. Study protocol of the intense physical activity and cognition study: the effect of high-intensity exercise training on cognitive function in older adults [J]. Alzheimers Dement (NY), 2017, 3 (4): 562-570.

蔡治东, 娄淑杰, 陈爱国, 等. 体育锻炼延缓老年人认知衰退量效关系的专家共识 [J]. 上海体育学院学报, 2021, 45 (1): 51-65, 77.

DIETRICH A, AUDIFFREN M. The reticular-activating hypofrontality (RAH) model of acute exercise [J]. Neurosci Biobehav Rev, 2011, 35 (6): 1305-1325.

GALLARDO-GÓMEZ D, DEL POZO-CRUZ J, NOETEL M, et al. Optimal dose and type of exercise to improve cognitive function in older adults: a systematic review and bayesian model-based network meta-analysis of RCTs [J]. Ageing Res Rev, 2022, 76: 101591.

YANG S Y, SHAN C L, QING H, et al. The effects of aerobic exercise on cognitive function of Alzheimer's disease patients [J]. CNS Neurol Disord Drug Targets, 2015, 14 (10): 1292-1297.

KEMOUN G, THIBAUD M, ROUMAGNE N, et al. Effects of a physical training programme on cognitive function and walking efficiency in elderly persons with dementia [J]. Dement Geriatr Cogn Disord, 2010, 29 (2): 109-114.

NELSON M E, REJESKI W J, BLAIR S N, et al. Physical activity and public health in older adults: recommendation from the American College of Sports Medicine and the American Heart Association [J]. Med Sci Sports Exerc, 2007, 39 (8): 1435-1445.

BORST S E, DE HOYOS D V, GARZARELLA L, et al. Effects of resistance training on insulin-like growth factor-I and IGF binding proteins [J]. Med Sci Sports Exerc, 2001, 33 (4): 648-653.

NAGAMATSU L S, HANDY T C, HSU C L, et al. Resistance training promotes cognitive and functional brain plasticity in seniors with probable mild cognitive impairment [J]. Arch Intern Med, 2012, 172 (8): 666-668.

BORDE R, HORTOBÁGYI T, GRANACHER U. Dose-response relationships of resistance training in healthy old adults: a systematic review and meta-analysis [J]. Sports Med, 2015, 45 (12): 1693-1720.

BROWN S, MARTINEZ M J, PARSONS L M. The neural basis of human dance [J]. Cereb Cortex, 2006, 16 (8): 1157-1167.

HUANG X, ZHAO X, LI B, et al. Comparative efficacy of various exercise interventions on cognitive function in patients with mild cognitive impairment or dementia: A systematic review and network meta-analysis [J]. J Sport Health Sci, 2022, 11 (2): 212-223.

刘瑾彦, 陈佩杰, 牛战斌, 等. 不同运动项目对老年人认知能力的影响 [J]. 上海体育学院学报, 2016, 40 (3): 91-94.

CASSILHAS R C，VIANA V A，GRASSMANN V，et al. The impact of resistance exercise on the cognitive function of the elderly ［J］. Med Sci Sports Exerc，2007，39（8）：1401－1407.

KALAPOTHARAKOS V I，MICHALOPOULOU M，GODOLIAS G，et al. The effects of high－ and moderate－resistance training on muscle function in the elderly ［J］. J Aging Phys Act，2004，12（2）：131－143.

MILLER I，CLIMSTEIN M，VECCHIO L D. Functional benefits of hard martial arts for older adults：a scoping review ［J］. Int J Exerc Sci，2022，15（3）：1430－1443.

TORIL P，REALES J M，BALLESTEROS S. Video game training enhances cognition of older adults：a Meta－analytic study ［J］. Psychol Aging，2014，29（3）：706－716.

CHENG S T，CHAN A C，YU E C. An exploratory study of the effect of mahjong on the cognitive functioning of persons with dementia ［J］. Int J Geriatr Psychiatry，2006，21（7）：611－617.

附　录

附录 1　训练负荷图

TRAINING LOAD CHART

Max reps (RM)	1	2	3	4	5	6	7	8	9	10	12
% 1RM	100%	95%	93%	90%	87%	85%	83%	80%	77%	75%	70%
Load	10	9.5	9.3	9	8.7	8.5	8.3	8	7.7	7.5	7
	20	19	18.6	18	17.4	17	16.6	16	15.4	15	14
	30	28.5	27.9	27	26.1	25.5	24.9	24	23.1	22.5	21
	40	38	37.2	36	34.8	34	33.2	32	30.8	30	28
	50	47.5	46.5	45	43.5	42.5	41.5	40	38.5	37.5	35
	60	57	55.8	54	52.2	51	49.8	48	46.2	45	42
	70	66.5	65.1	63	60.9	59.5	58.1	56	53.9	52.5	49
	80	76	74.4	72	69.6	68	66.4	64	61.6	60	56
	90	85.5	83.7	81	78.3	76.5	74.7	72	69.3	67.5	63
	100	95	93	90	87	85	83	80	77	75	70
	110	104.5	102.3	99	95.7	93.5	91.3	88	84.7	82.5	77
	120	114	111.6	108	104.4	102	99.6	96	92.4	90	84
	130	123.5	120.9	117	113.1	110.5	107.9	104	100.1	97.5	91
	140	133	130.2	126	121.8	119	116.2	112	107.8	105	98
	150	142.5	139.5	135	130.5	127.5	124.5	120	115.5	112.5	105
	160	152	148.8	144	139.2	136	132.8	128	123.2	120	112
	170	161.5	158.1	153	147.9	144.5	141.1	136	130.9	127.5	119
	180	171	167.4	162	156.6	153	149.4	144	138.6	135	126
	190	180.5	176.7	171	165.3	161.5	157.7	152	146.3	142.5	133
	200	190	186	180	174	170	166	160	154	150	140
	210	199.5	195.3	189	182.7	178.5	174.3	168	161.7	157.5	147
	220	209	204.6	198	191.4	187	182.6	176	169.4	165	154
	230	218.5	213.9	207	200.1	195.5	190.9	184	177.1	172.5	161
	240	228	223.2	216	208.8	204	199.2	192	184.8	180	168
	250	237.5	232.5	225	217.5	212.5	207.5	200	192.5	187.5	175
	260	247	241.8	234	226.2	221	215.8	208	200.2	195	182
	270	256.5	251.1	243	234.9	229.5	224.1	216	207.9	202.5	189
	280	266	260.4	252	243.6	238	232.4	224	215.6	210	196
	290	275.5	269.7	261	252.3	246.5	240.7	232	223.3	217.5	203
	300	285	279	270	261	255	249	240	231	225	210
	310	294.5	288.3	279	269.7	263.5	257.3	248	238.7	232.5	217
	320	304	297.6	288	278.4	272	265.6	256	246.4	240	224
	330	313.5	306.9	297	287.1	280.5	273.9	264	254.1	247.5	231
	340	323	316.2	306	295.8	289	282.2	272	261.8	255	238
	350	332.5	325.5	315	304.5	297.5	290.5	280	269.5	262.5	245
	360	342	334.8	324	313.2	306	298.8	288	277.2	270	252
	370	351.5	344.1	333	321.9	314.5	307.1	296	284.9	277.5	259
	380	361	353.4	342	330.6	323	315.4	304	292.6	285	266
	390	370.5	362.7	351	339.3	331.5	323.7	312	300.3	292.5	273
	400	380	372	360	348	340	332	320	308	300	280
	410	389.5	381.3	369	356.7	348.5	340.3	328	315.7	307.5	287
	420	399	390.6	378	365.4	357	348.6	336	323.4	315	294
	430	408.5	399.9	387	374.1	365.5	356.9	344	331.1	322.5	301
	440	418	409.2	396	382.8	374	365.2	352	338.8	330	308
	450	427.5	418.5	405	391.5	382.5	373.5	360	346.5	337.5	315
	460	437	427.8	414	400.2	391	381.8	368	354.2	345	322
	470	446.5	437.1	423	408.9	399.5	390.1	376	361.9	352.5	329
	480	456	446.4	432	417.6	408	398.4	384	369.6	360	336
	490	465.5	455.7	441	426.3	416.5	406.7	392	377.3	367.5	343
	500	475	465	450	435	425	415	400	385	375	350

- Training load chart can be used to calculate estimated 1-repetion maximum (1RM) values from multiple repetitions completed
  - For example, if an athlete completes 8 repetitions of the squat at 160 lbs, the estimated 1RM would be 200 lbs.
- Training load chart can also be used to assign intensity percentages for program design
  - For examaple, if an athlete's 1RM for the squat is 200 lbs, he/she should be able to successfully complete 10 repetitions of 150 lbs, or 75% max intensity.

Adapted from Landers, J. Maximum based on reps. *NSCA J* 6(6):60-61, 1984.　　© 2012 National Strength and Conditioning Association (NSCA)

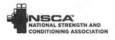

everyone **stronger**
NSCA.com

注：图片引用自 NSCA 官网。

附录 2　奥塔戈运动

一、热身运动

·笔直站立，正视前方 ·缓慢转动头部，尽可能至右侧 ·缓慢转动头部，尽可能至左侧 ·两侧交替各重复5次	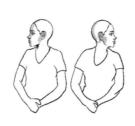 头部运动
·笔直站立，正视前方 ·一手置于下巴前 ·引导头部径直向后 ·重复5次	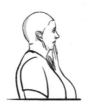 颈部运动
·笔直站立，将手置于腰部 ·保持髋部不动 ·尽可能向右转，回正 ·尽可能向左转，回正 ·两侧交替各重复5次	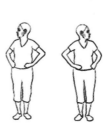 躯干运动

· 坐或站皆可
· 尽力将脚尖向下压，然后
  抬起脚尖
· 每只脚重复10次

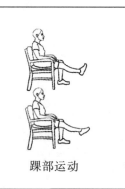

踝部运动

二、抗阻运动

· 可以在看电视时做该训练
· 将小沙袋绑在脚踝上
· 坐在沙发上，后背靠在椅背
· 缓慢将腿伸直，保持10秒
· 将腿放下
· 重复5～10次
· 将沙袋绑在另一侧脚踝上
· 重复5～10次

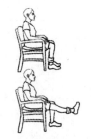

膝关节前侧强化训练

· 将小沙袋绑在脚踝上
· 在桌子一侧笔直站立
· 手撑桌子作为支撑
· 保持外侧腿部伸直，脚尖
  向下
· 向侧方抬腿，保持5秒
· 重复5～10次
· 将小沙袋在另一侧脚踝上
· 换另外一侧
· 重复5～10次

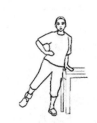

髋关节外侧肌强化训练

· 将小沙袋绑在脚踝上
· 笔直站立，手扶桌子作为支撑
· 尽力屈膝，脚靠向臀部
· 回到站立姿势
· 重复5～10次
· 将小沙袋绑在另一侧脚踝上
· 重复5～10次

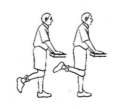

膝关节后侧强化训练

· 面朝桌子笔直站立
· 手扶桌子作为支撑，平视前方
· 两脚分开与肩同宽
· 缓慢踮起双脚
· 脚跟缓慢落地
· 重复训练20次

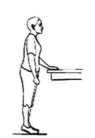

踮脚训练–有支撑

· 面朝桌子笔直站立
· 手扶桌子作为支撑，平视前方
· 两脚分开与肩同宽
· 脚跟支撑，脚趾抬离地面
· 脚趾缓慢落地
· 重复训练20次

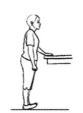

提踵训练–有支撑

三、平衡运动

· 面朝桌子笔直站立，两手扶桌子作为支撑 · 两脚分开与肩同宽 · 屈膝半蹲 · 继续向下蹲，膝盖超过脚尖 · 继续下蹲，直到感觉脚跟要抬起时站直 · 重复训练5～10次	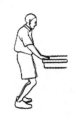 屈膝训练-有支撑
· 笔直站立，手扶桌子作为支撑 · 向后走10步 · 转过身并且换另一侧手扶桌子 · 向后走10步，回到原地 · 重复训练	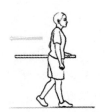 倒走训练-有支撑
· 以正常速度行走 · 顺时针方向行走 · 走回到初始位置 · 逆时针方向行走 · 该练习呈"8"字形 · 重复训练	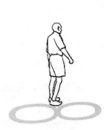 行走转向训练

- 笔直站立，双手置于腰部
- 向右侧走10步
- 向左侧走10步
- 重复训练

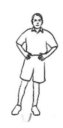

侧向训练

- 笔直站于桌子一侧
- 手扶桌子作为支撑，平视前方
- 将一只脚放在另一只脚正前方，两脚形成一条直线
- 保持这个姿势10秒
- 改变姿势，将后侧的脚放在正前方
- 保持这个姿势10秒

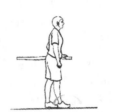

趾踵站立-有支撑

- 笔直站于桌子一侧
- 手扶桌子作为支撑，平视前方
- 将一只脚放在另一只脚正前方，两脚形成一条直线
- 将后侧的脚放于正前方
- 重复该动作，行走10余步
- 转身
- 重复训练

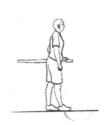

趾踵行走-有支撑

· 笔直站于桌子一侧 · 手扶桌子作为支撑，平视前方 · 单脚站立 · 保持这个姿势10秒 · 换另一只脚，单脚站立 · 保持这个姿势10秒	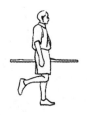 单腿站立–有支撑
· 笔直站于桌子一侧 · 手扶桌子作为支撑，平视前方 · 足跟支撑，足趾抬离地面 · 用足跟支撑行走10步 · 足尖落地，转身 · 用足跟支撑走10步 · 重复训练	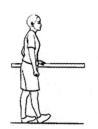 足跟行走–有支撑
· 笔直站于桌子一侧 · 手扶桌子作为支撑，平视前方 · 踮起脚尖 · 用脚尖支撑行走10秒 · 足跟落地，转身 · 用脚尖支撑走10步 · 重复训练	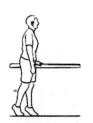 脚尖行走–有支撑

	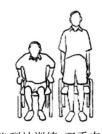
·可以在看电视时进行该训练 ·坐在高度适中的椅子上 ·脚尖处于膝盖的后方 ·身体前倾至膝关节上方 ·双手扶椅子扶手缓慢站起 ·重复该训练5～10次	坐到站训练-双手支撑
·紧握扶手作为支撑 ·上下楼梯10～20级	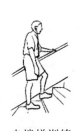 走楼梯训练

注：图片来源于 Campbell AJ，Robertson MC. Otago exercise programme to prevent falls in older adults［M］. Wellington：ACC Thinksafe，2003.

附录3　手指操

（1）按摩手心（附图3-1）：掌心相对，相互搓揉，适当用力。完成第1节需15秒，上下按摩手心共40次。

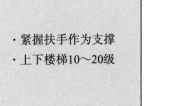

附图3-1　按摩手心

（2）按摩手背（附图3-2）：手心对手背，相互搓揉，左右手相互交替，适当用力。完成第2节需18秒，上下按摩左右手背各24次，共48次。

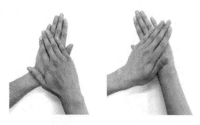

附图 3-2　按摩手背

（3）抓指（附图 3-3）：十指分开向前伸出，十指关节曲成爪状，随手臂运动向后收回，反复循环进行。完成第 3 节需 12 秒，向前向后活动手臂、手指各关节 16 次。

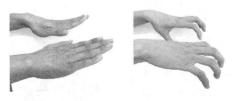

附图 3-3　抓指

（4）张指（附图 3-4）：两手屈拳，靠近身体内侧，然后十指分开向身体前方甩出，手指充分伸展，反复循环。完成第 4 节需 15 秒，握拳、松拳各做 15 次，每秒完成 1 次的握拳、松拳运动。

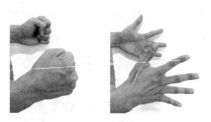

附图 3-4　张指

（5）点指（附图 3-5）：两手五指按照拇指、食指、中指、无名指、小指的顺序依次指尖相对，适当用力，反复循环进行。完成第 5 节需 15 秒，从拇指到小指是 1 个回合，需完成 8 个回合。

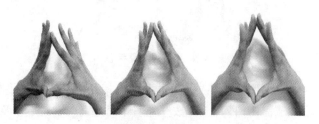

附图 3-5　点指

（6）数指（附图3-6）：两手臂伸向前，掌心向上，指尖向前，从拇指开始各手指依次往掌心处靠拢，左右手同时进行，在此过程中，双手慢慢靠近身体内侧；此时，将掌心朝下，按照从小指到拇指的顺序开始依次展开靠拢的五指，手臂逐渐伸向前方，左右手同时进行。完成第6节需15秒，从手指向前到向后是1个回合，共4个回合。

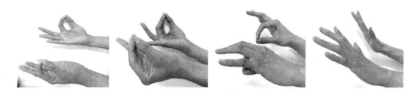

附图3-6　数指

（7）伸指（附图3-7）：按照拇指、食指、中指、无名指、小指的顺序依次伸出，每只手每次只伸出一个手指，左右手同时进行。完成第7节需15秒，完成从拇指到小指的伸指动作是1个回合，共4个回合。

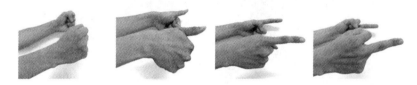

附图3-7　伸指

（8）分指（附图3-8）：掌心朝下，食指、中指、无名指、小指并拢，指尖向前，首先小指与其余三指分开，其次是小指合并无名指与其余两指分开，最后小指合并无名指、中指并与食指分开，左右手指同时进行。完成第8节需5秒，分指动作随手臂从内向外运动，共3个回合。

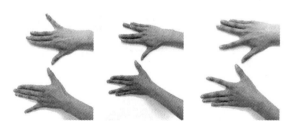

附图3-8　分指

（9）旋指（附图3-9）：双手放于胸前，从外向内食指、中指、无名指、小指依次向拇指方向处靠拢，左右手指同时进行，速度尽可能快，然后同样的方法，从内向外无名指、中指、食指、拇指依次向小指方向靠拢。完成第9节需15秒，手指内收到外旋是1个回合，共8个回合。

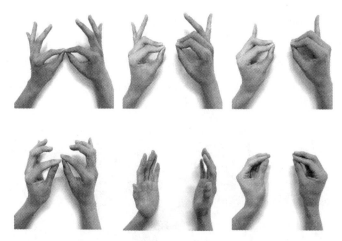

附图 3-9 旋指

（10）按指（附图 3-10）：两手指尖相对，依次用食指、中指、无名指、小指的指腹按压对侧手指指盖，对侧手指反方向用力，左右手交替进行。完成第 10 节需 15 秒，从食指到小指是 1 个回合，共 5 个回合。

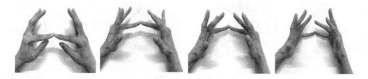

附图 3-10 按指

（11）夹指（附图 3-11）：两手交叉，放于胸前，由指根部到指尖部，指与指之间相互用力，反复进行。完成第 11 节需 15 秒，从挤压拇指到手指间的相互挤压是 1 个回合，共 4 个回合。

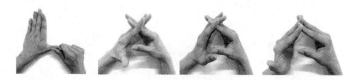

附图 3-11 夹指

（12）击指尖（附图 3-12）：双手放于胸前，左右手拇指与拇指、食指与食指等指尖相对，两肘与腕部处于同一水平上，肘外展，双手同时向内按压，肘关节成 90°。完成第 12 节需 15 秒，大约做 27 次。

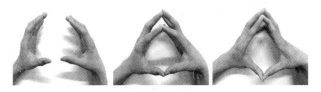

附图 3-12　击指尖

（13）击指根（附图 3-13）：两手放于胸前，五指分开，指缝处两手相互交叉，用力相击，并且虎口处相互交叉用力。完成第 13 节需 15 秒，冲击虎口和指跟各 4 次为 1 个回合，共 4 个回合。

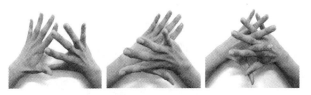

附图 3-13　击指根

（14）弹指（附图 3-14）：双手放于胸前，拇指按压食指、中指、拇指、小指指尖成拳状，除拇指外，其余四指迅速发力，摆脱拇指的按压，反复多次进行。完成第 14 节需 15 秒，大约做 30 次。

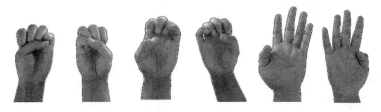

附图 3-14　弹指

（15）拉指（附图 3-15）：一手用力分别牵拉另一手的拇指、食指、中指、无名指、小指，两手交替，反复多次进行。完成第 15 节需 15 秒，左右手各拉 2 次。

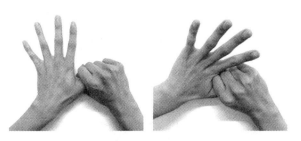

附图 3-15　拉指

（16）压指（附图 3—16）：两手交叉放于胸前，肘、腕、手指放于同一水平线上，交叉的手指分别向下、向前用力，反复多次进行。完成第 16 节需 14 秒，向下、向前各 4 次。

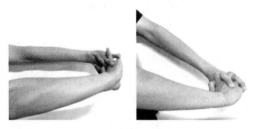

附图 3—16 压指

（17）压腕（附图 3—17）：双手合十放于胸前，向前旋转一周，右手用力向左按压手指，使左腕关节处受力，同样的方法使右腕关节受力。完成第 17 节需 15 秒，共 4 个回合。

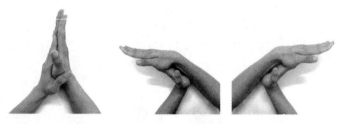

附图 3—17 压腕

（18）按内外关穴（附图 3—18）：外关穴位于手臂前侧，手脖子横皱纹以上三指处，内关穴在手臂内侧面。拇指用力压内外关穴，左右手相互交替进行。完成第 18 节需 15 秒，左右手各按 2 次，每次手臂前后需要连续按压 4 下。

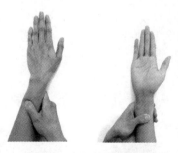

附图 3—18 按内外关穴

（19）对压合谷后溪穴（附图 3—19）：后溪穴位于手掌尺侧掌心向上的内侧，微握拳有突出处即是。两手依次在大小鱼际、后溪穴处相击，适当用力。完成第 19 节需 15 秒，各动作各做 4 次为 1 个回合，共 3 个回合。

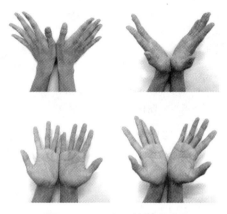

附图 3-19　对压合谷后溪穴

（20）击劳宫穴（附图 3-20）：劳宫穴位于第 2、3 掌指，偏第 3 掌指处，掌心掌背都有。左右手相互交替用力击打劳宫穴处。完成第 20 节需 15 秒，左右手各 2 个回合，每个回合各击 4 次劳宫穴。

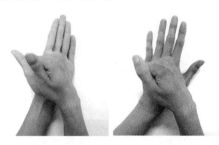

附图 3-20　击劳宫穴

（21）捏手（附图 3-21）：一手握住另一手手指，反复进行握紧及松开动作，左右手交替进行。完成第 21 节需 12 秒，左右手各完成 2 个回合。

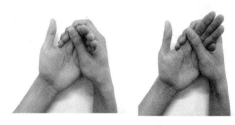

附图 3-21　捏手

（22）甩手（附图 3-22）：双手下垂，来回抖动双手。完成第 22 节需 10 秒，随意有力地甩动双手。

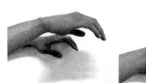 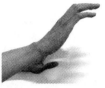 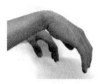

附图 3-22 甩手

注：手指操来源于 https://v-wb.youku.com/v_show/id_XMzc5MTY0NjQ3Ng==.html。